不逃跑的陪伴

在陪病相伴的路上，如何選擇面對、
學會轉念、正向克服，讓自己好好喘息？

楊月娥——著
盧妍蓁——內頁插畫

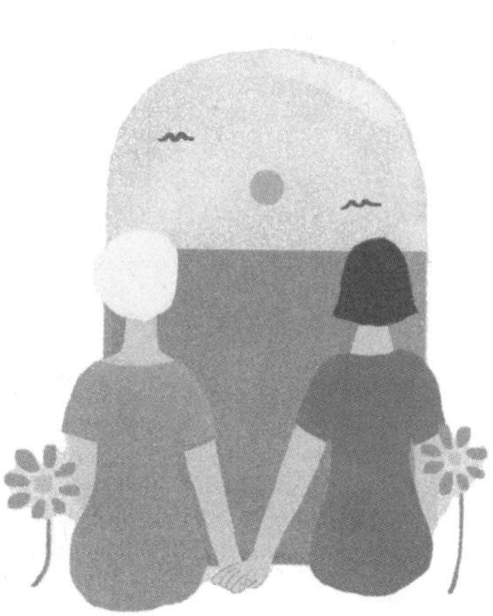

目錄

好評推薦 7
推薦序 面對難關，擁有不逃跑的勇氣／大師兄 11
推薦序 從書中的故事，瞥見那顆矜持、勇敢、善良的心／賴佩霞 14
前言 長照路上，願我的心與你同在 17

第1章 因為愛，我成為照顧者

01 接二連三，長照十年的接力賽 24
02 要插管急救，還是放棄急救？ 37
03 停止同情悲憐，專注每刻的幸福 49
04 走過憤世嫉俗，扛起照顧的重擔 58
05 無預警的生命考驗，讓人手足無措 69
06 生命中的困境，未必都有原因 90

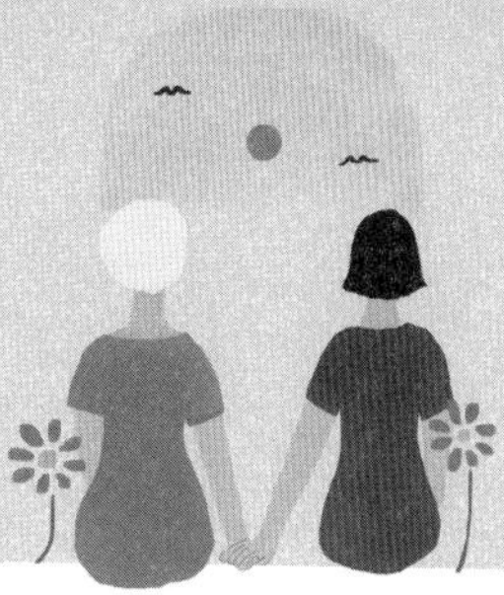

07 母親臥病、女兒罹癌的兩頭燒 106

08 年過五十，誠實面對自己的身體 118

09 看見自己的好，改善遇到的難 130

第2章 意外無法預告，但能預做準備

10 懂得小小抽離，走完漫漫長路 144

11 要送機構，還是居家照顧？ 155

12 照顧，沒有一定的標準模式 167

13 打造一個安適的居家環境 178

14 經濟、精力與時間上的沉重負擔 187

15 迎接新手上路的各種考驗 195

目錄

16 未雨綢繆，買一張防患未然的保險 205

第3章 人生最後一哩路的圓滿陪伴

17 走到盡頭的長照之路 214
18 圓滿處理遺物與資產 223
19 放棄無效醫療，選擇安寧善終 232

第4章 先來一杯，更有動力前進

20 有口難言的苦，會讓人想逃 236
21 成為照顧者前，先照顧好自己 246
22 有情緒很正常，失控時的轉念練習 253

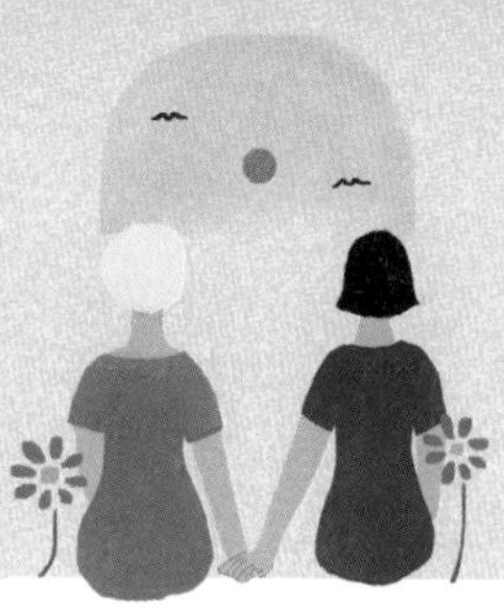

23 用善念存滿你的福報存摺 263
24 愛女抗癌成功，完成畢業 268
25 生老病死，平凡即是幸福 274

結語　苦茶雖苦，但會回甘 279
附錄一　該選擇居家還是機構照護？ 283
附錄二　申請看護有哪些流程與注意事項？ 285
附錄三　如何打造適合受照顧者的居家空間？ 289
附錄四　該如何清查、繼承遺產？ 292
附錄五　如何使用親人的財產支付醫療費用？ 293
附錄六　政府資源 295

好評推薦

「人生最美的答案，往往隱藏在最難的習題裡。每一次不逃跑的解題，都是來圓滿愛的力量。」

——田定豐／心靈作家

「喜歡阿娥姐的真、善、勇敢。面對超高齡社會，每一個人總有一天會變成照顧者，而到那時，我們會需要阿娥姐的勇氣。」

——朱為民／台中榮總家庭醫學部家庭醫學科主任

「照顧者不是無敵鐵金剛！照顧者需要懂得盤點照顧資源、認清自己的照顧能耐、不斷進修照護知識！一位身心安頓的照顧者，才有能力生出力量照顧最親愛的家人！」

——林書煒／POP Radio 電台台長、主持人

「我跟不少照顧者一起工作過，被迫成為了長年照顧者的人，常常身體還在，心裡卻吶喊著想逃。欣見這本書能成為照顧者的陪伴，能讓人在心裡稍稍抽離喘息。身體想逃也是做得到的，善用資源做好安排就可以。深深地祝福您！」

——洪仲清／臨床心理師

「長期照顧是一條漫長的路，邀請大家善用長照資源做好照顧安排，照顧不離職、維持生活正能量，讓長照2.0專業照顧您。」

——祝健芳／衛生福利部長期照顧司司長

「每當至親病重時，照顧者難免會覺得『如果我再多注意一點，是不是就不會發生？』這樣反覆地苛求自己，會造成內疚自責，自己的付出，也經常無法獲得『遠在天邊』的兄弟姊妹們的諒解，最終導致身心俱疲，也跟著倒下。照顧者必須先照顧好自己，才能和家人的

疾病長期抗戰，這個時候，如果能有一位『過來人』分享照顧上的種種，就能減少許多的跌跌撞撞，而阿娥姐就是這樣的『過來人』。」

——陳志金／重症醫師、《ICU重症醫療現場》作者

「新聞上屢次出現的長照悲歌，總是讓人心中充滿無限感慨，我曾經歷照顧癌末父親的日子，時間並不長都讓我覺得有說不出口的壓力！長期照顧病人，真的是非常不簡單的事。月娥姐在《不逃跑的陪伴》中寫下這十幾年來，身為資深照顧者的心路歷程。如何成為稱職的照顧者？如何面對接二連三的『意料之外』？透過照顧家人，也在家人身上得到啟發。『無法決定命運，但可以預做準備和練習。』如同月娥姐所說的，沒有人曉得下一秒的事，也無法預知第二天的難處。唯有改變觀念、活在當下，並且多做準備，才能在死亡真正來臨時，帶著微笑道別吧！」

——郭憲鴻（小冬瓜）／人氣YT頻道「單程旅行社」

「身為癌友，做治療那段期間，每當別人誇我『面對癌症很勇敢』，我都愧不敢當。因為我其實不勇敢，我只是沒有逃避治療，而且也沒有勇氣逃（笑）。因此看見月娥姐身為陪

病者、照顧者的角色，老實地分享那些年、那些日子：『她不是孝順，只是沒有逃。』——這段話，讓我深有感悟。因為無論是病友還是陪病者，我們都不需要被社會上的刻板標籤綁架，找到自己與這個疾病、或是得了病的親友好好和平共處的方式，我認為才是最重要的。推薦這本書給陪病者，照顧病友之餘，也別忘記要好好照顧自己唷☺」

——謝采倪／粉專「癌友有嘻哈」創辦人、品牌「里里子假髮」經營者

「可愛的月娥是溫柔又堅強的老朋友，能夠布施自己長照寶貴的經驗，對於迎接老齡化社會絕對會很有幫助！」

——譚艾珍／資深演員、國民奶奶

推薦序
面對難關，擁有不逃跑的勇氣

大師兄／《火來了，快跑》作者

看到月娥姐的書，當年照顧爸爸的種種回憶，突然瞬間湧上心頭。為了照顧生病八年的爸爸，我們也曾經被逼到了絕境。不管是經濟上或是心理上，都有很多的問題，這樣的問題也讓那時候不到三十歲的我，對自己的人生充滿了恨，充滿了不甘願。

我沒辦法忍受同年齡的人都在做他們想要的工作，也有一個嚮往的目標去打拚，所以我幾乎不參加同學會，因為我覺得面對他們，自己就像是個廢物，只為著家裡那個無底洞在苟活。而在親戚的小孩面前也是一樣，有時候連過年都不敢回去，因為那時候還要常常接受親戚的接濟，我根本抬不起頭。

快撐不過去的時候，媽媽總是會打開電視，轉到社會新聞，看看那些比我們家更慘的人，然後告訴我們：「你看看那些新聞，什麼一對夫妻要照顧生病的爸媽，然後還要照顧生病的小孩。他們都還撐得下去喔！我們家四個人賺錢照顧一個中風的爸爸而已，有很嚴重嗎？」思考媽媽所說的話，再看看那些新聞，真的，我們家幸運很多了。

看不到盡頭的長照之路

其實我很少看長照之類的故事，因為除了會想起當年那段生活之外，我覺得任何在說長照的書，裡面的內容都比鬼故事還恐怖，鬼可能在夢中出來嚇你一下，夢醒就走了。但長照不會，不管你在夢裡醒來幾遍，你要照顧的人，他還會在。

那些照顧的擔子，可能在一開始做出選擇的時候沒那麼困難，總是會想說：「家人生病了，我們大家努力一下，撐過去就好，不然好像很對不起那個人。」但是決定之後，往往都是一條看不到盡頭的路，那條路上可能一開始有很多夥伴跟你一起走，中途可能因為金錢，可能因為照護與自身工作無法平衡，也可能因為其他家人也倒了，導致在最後的最後，剩下來的人不多，能不能走完這條路，往往都是未知數。

記得那時候當接體員，有時候要去現場，警察會跟我們說來兩輛車。到了之後就發現，一個比較年輕的，在房間裡躺著，地上有燒炭痕跡，往生大概幾週。而另一個躺在床上，往生時間可能只有一週，我們看了都會嘆口氣：「這就是照顧到撐不下去了，一個先走，一個餓死的呀……」

看完月娥姐的書，我心裡突然很感謝我老爸，他對我不錯啦，只讓我照顧他八年而已，沒有什麼好抱怨的。

月娥姐真的很厲害，願意寫出這些經歷，讓我們這些長照過的朋友們，閱讀時頻頻點頭，更有種「啊，她這樣都撐過去了呀」的感覺；也讓正在長照的人，有了面對難關的信心：「她這樣都可以，那我也可以吧！」

謝謝月娥姐寫出這本書，也希望這本書可以給正在長照路上的大家，擁有不逃跑的勇氣！

推薦序

從書中的故事，瞥見那顆矜持、勇敢、善良的心

賴佩霞／「中華好好說話，學會」創辦人兼理事長

提起阿娥，除了豎起雙手大拇指，我還會同時喊出內心對她的讚許：「佩服！」雖然人前人後她常介紹我是她的心靈導師，但我心裡很清楚，在這條「入世修」的道路上，我是狠狠被甩在後面，連她的車尾燈都看不到。阿娥聰明伶俐，當情緒上來，她真正需要的，或者說我所能做的，也只是聽她把心裡話說出口、講明白，說完她自己就知道孰輕孰重，該如何調整。

之所以佩服，正因為她是個有脾氣的人。別以為她逆來順受，如果真是如此，倒也簡單，困難的是她骨子裡有著不服輸的靈魂，加上黑白分明的個性，讓她吃了不少苦頭。除了事情做得比別人多，還得時時面對自己無論情緒或思想上的相互衝擊與煎熬：我必須……我應該……我不可以……

第一次見到阿娥是她在中廣做節目的時候，當時只覺得這主持人相當熱情、健談、開朗，說起話來鏗鏘有力，也總是笑臉迎人。後來她轉往飛碟電台，我當時也因擔任《魅麗雜誌》發行人，開始定期會到她的節目分享女性身心靈成長的相關話題。

一次次真誠的對話，一聲聲無奈的嘆息，我們的友誼就在這樣的情境背景下建立了起來，前前後後也有好多年的時間了。這樣的機緣奠定了我們日後的談話內容，我們不聊八卦、不聊政治，我們關心身心靈健康，關心親密關係的發展，關心原生家庭對我們的影響，在意人際關係、情緒管理及腦袋裡的負面聲音。

揭露自身軟肋，只為幫助更多人

坦白說，我在娛樂圈的時間不算短，阿娥是當年非常少見，願意把自己私密話題搬上檯面討論的主持人。常常話匣子一開，越談越深入，為了讓聽眾有共感、有收穫，她毫不遮掩地把自己生活上所面臨的困境、脆弱提出來做為案例分析，這一點令我相當佩服。即便今天，在我受邀的各類訪談，願意在自己節目揭露軟肋的主持人畢竟不多，這需要很大的勇氣。

當然，身為公眾人物，某些牽扯到他人的複雜情緒，還是必須有所保留，通常也只能在播放廣告或關了麥克風後才能互相傾吐。記得我們倆常常是哭紅了眼，又哭又笑地走出播音室，那一幕也是我最珍惜的片刻。看來許多原本僅屬於我跟她之間的私密對話，如今她已經準備好，也整理好要跟她最愛的聽眾粉絲們分享。

我還是要說：「阿娥，真的辛苦了。」

願讀者也能像我一樣，從書中的故事瞥見那顆矜持、勇敢、善良的心，認識那位令我佩服不已的好友楊月娥。

前言
長照路上，願我的心與你同在

寫書從來不是我的人生選項，因為寫書既辛苦又賺不了錢，還要出賣自己、揭人隱私、受人評論，更會被譏諷是踩著別人前進，消費家人。但我這十年的照顧歷程不是白紙，而是讓我得以羽化蛻變的能量。被照顧者都是我的老師，用身體的苦難啟發我，人生皆不完美，承受痛苦才能成就生命的完整，達到圓滿。

我不是孝順，只是沒有逃

成為資深照顧者非我自願，當大家都稱讚我很孝順時，其實我想說：「我並不是孝女，我只是沒有逃。」意外就是意料之外，公公意外中風，呼吸照護五年；母親意外發燒，造成多重器官衰竭臥病七年；十七歲的小女兒意外罹患血癌，住院治療八個月後痊癒；正值壯年的妹妹意外中風，努力復健獲得重生。這些意外時序重疊，令人來不及喘息也無法喊停，只能見招拆招。那段長跑的日子裡，我左支右絀，一邊忙著照顧，一邊更要思索著下一步，真不可思議，我竟這樣走了十年。

疏離的公公，是外文極好的空中飛人，來往各國做生意，五湖四海的人生裡挾著錯綜複雜的感情，有子女看不懂的關係。向來注重健康與養生的公公，竟敗在情緒失控的暴衝點，讓中風這個隱形殺手找上門，也同步隱形了他謎一樣的人生。傷兵送回，漂泊的歲月了結，而燙手山芋的照護，考驗人性與親情。

母親愛唱鄧麗君的〈美酒加咖啡〉，嗓音是略帶滄桑的台灣國語版：「美酒加咖啡，我只要喝一杯，想起了過去又喝了第二杯，我並沒有醉，我只是心兒碎，我要美酒加咖啡，一杯再一杯。」猶記母親陶醉的表情，搖晃的身體，拍打著節拍，胸口掛著玉蘭花，散發淡淡的清香。這是母親自己開店後，人生最得意輝煌的時刻。然而，就在正該開始享受含飴弄孫的美好時光之際，竟意外感冒發燒、延誤送醫，進而墜入多重器官衰竭與敗血症的深淵，此後一蹶不起，身體無法自主，豪邁性格再也霸氣不起來，晚年的咖啡滋味超級苦澀。

小女兒從小身體健康，能吃能睡、頭好壯壯，學業成績及才藝表現都不賴，是父母寄予厚望的未來，不料竟在求學階段抽到大獎，突然罹患了萬分之一機率的血癌，鮮少使用的健保卡直接變成重大傷病卡。她是優良學生、班級代表、國歌領唱、街舞舞者、小鋼琴家、壁報高手，這些德、智、體、群、美的鮮明印象瞬間消失，來不及預告的隔離治療，嚇壞師長、驚呆同學，讓十七歲的花樣年華，瞬間黯然無光。

熬過這個坎，就能夠看見希望

身為媒體人，我長期經營社群平台分享生活點滴，十幾年來照顧家人的心路歷程，就像寫日記一樣張貼到網路上，得到許多共鳴與迴響。我在粉絲身上看到好多故事，學到很多知識，發現照顧者遇到的困難大同小異，但多數都走得遍體鱗傷。我主持伊甸基金會的Podcast節目《先來一杯我們再聊》，聚焦眾多照顧者的艱難、無助和心情分享，每位現身說法的來賓都是活教材，希望所有人在長照責任降臨時別走冤枉路，更能夠調適好心情，欣然接受、勇敢面對。

透過別人的經歷，我得到不少安慰，別人也在我的故事中得到力量。母親的長照歷程值得借鏡，在無常降臨前對於善終與善生的思考，還有預立遺囑、財產分配、病人自主權預立醫療、保險規劃等，都是我們遇到的難題，因為「沒有交代」，只能任由命運安排。

每一次的考驗都像排山倒海般到來，生老病死與年紀無關，健康平安不是理所當然，沒有人會曉得下一秒的事，也從來無法預知隔一天的難。我看到長照路上，有這麼多載浮載沉的人們，面對巨變一時手足無措，因為愛、因為責任、因為計較，有人散盡家財，有人賠上人生，更有家人翻臉決裂，面對生命終結的悲傷與看不到盡頭的彼岸，無助地在驚濤駭浪中掙扎，其實只要一塊浮板就能撐過，一盞明燈就有方向，加上一點勇氣、一點扶持，熬過這個坎，就可以看見希望。

無法決定命運，但可以預做準備和練習

因為網路的力量，在我與家人遇到艱難時，好多素昧平生的朋友為我們集氣、祝福，並與我分享他們的故事，讓我在恐懼害怕時不孤單，不知所措時有方向，有時候僅需一句話就能獲得救贖、扭轉心念，讓正能量得以循環，我與家人都能一同受惠。

我家三代同堂，我夾在中間扛著生病的兩代，一肩是母親，一肩是女兒，我不覺得沉重，有她才有我，有我才有她，彼此是一脈相承的血親。關於這趟從出生後就開始邁向死亡的旅程，有人會提早下車，也有人還要坐很遠，列車會一直往前走，上下車的人潮，都是其中的過客。我無法確定未來會走多遠，就是活在當下，看淡一些人事，學會一些技能，充實一些想法，改變一些觀念，為自己做準備，勇敢有愛，身心舒暢，從容自在，安適歡喜。

將這本書獻給我的母親，謝謝她讓我能與眾多照顧者與被照顧者分享經驗和心得。我們無法決定命運，但我們可以預做準備和練習，成為更好的自己。我是資深照顧者，我的心與你同在。

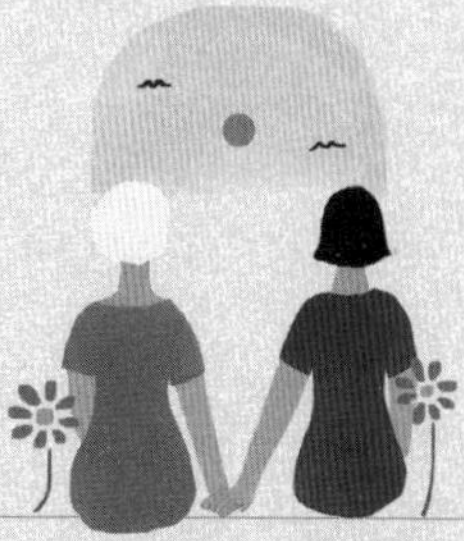

第 1 章

因為愛，
我成為照顧者

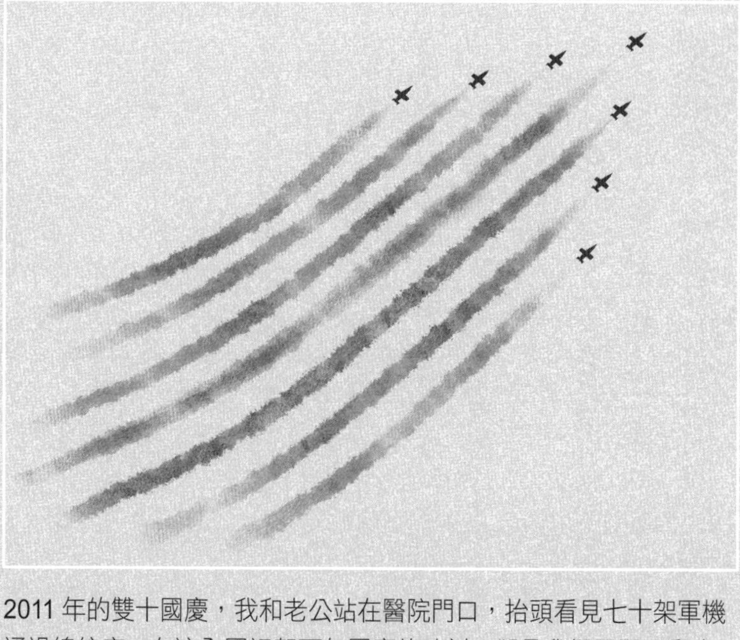

2011 年的雙十國慶，我和老公站在醫院門口，抬頭看見七十架軍機通過總統府，在這全國祝賀百年國慶的時刻，卻是我們展開照顧人生的起點。

01 接二連三，長照十年的接力賽

百年雙十國慶，展開照顧人生的起點

我見過老人，也看過病人，總覺得這些事離我好遠，反正天塌下來有父母頂著、高個子撐著，我的精采人生才開始，初嘗甜美滋味，憑什麼現在要我吃苦。以前父母是我的靠山，但現在他們倒了，我該怎麼辦？被雷打到的震撼，**因為愛，我成為照顧者，換我成為他們的靠山。**

二〇一一年的雙十國慶，我和老公站在醫院門口，抬頭看見空軍分列式七十架軍機通過總統府，還有七架雷虎小組AT-3教練機，機尾噴出紅、白、藍三色彩煙，非常壯觀，全國祝賀百年國慶的時刻，卻是我們展開照顧人生的起點。公公中風倒下送進加護病房，判定為重大傷病，經過五年全癱的呼吸照護，瘦骨嶙峋地走到終點。

二〇一四年，我的母親感冒發燒延誤就醫，加上本身血糖控制不佳，造成多重器官衰竭，急救插管雖救回一命，但腦部已受傷須氣切照護，也被判定為重大傷病，臥床七年，僱用外籍看護協助居家照顧。媽媽有三名子女，我是主要照顧者。

二〇一七年，我的十七歲小女兒罹患血癌，類型為「急性前骨髓細胞白血病」（Acute Promyelocytic Leukemia, APL），一確診即判定為重大傷病，經八個月的化療及標靶治療後痊癒，並在住院治療期間完成高中學業。而後持續四年的追蹤治療，在大學畢業前夕，脫離重大傷病卡。

二〇一九年，我的妹妹中風，緊急手術救回一命，透過中西醫合併治療，術後轉至復健醫院，隨即展開職能、物理治療，住院期間妹妹的公公因意外過世，就學中的一對子女一夕間被迫長大。

二〇二〇年，我的大女兒因不明原因感染腦炎，癱軟無法走路，全身顫抖、意識不清，兩度住院，經各種檢驗仍無法斷定罹病原因，幸好透過多種支持性的治療逐漸痊癒，但後續追蹤及投藥又持續了一年多。

事情不是一件一件來，而是重疊交錯讓人措手不及地竄出來，我同時要照護一到二人甚至三人，漫長的照顧時光，還要努力維持正常生活，買菜煮飯、工作賺錢、協助女兒完成學業、陪妹妹復健……，感謝佛祖對積善之家的庇護，在煎熬中關關難過，關關過。其實在經歷這十年的長照過程前，照顧者的辛苦我早就已經有所體悟。

父親倒下，讓我體會照顧的艱辛與無常

我第一次感受無常是父親倒下。

二十五年前，父親罹癌過世，當時主要照顧者是我的母親。子女已各自成家，她獨力擔任照顧者，孤軍奮戰，再辛苦也都獨自承擔。

父親是老菸槍，咳嗽半年未癒，醫生不斷開止咳藥都不見效，當時在中國大陸同父異母的大姊終於來台探親，父親興奮地帶著只生未養的女兒遊覽台灣，相見恍如隔世，因此父親分外珍惜，拖著病體陪伴，用彌補親情的喜悅之心，硬撐到送大姊登機返回湖南他才倒下，送醫治療時已是肺腺癌末期，來勢洶洶，短短八個月，父親的人生就此謝幕。

父親被宣判肺腺癌那天，我送他回家，一路上他不發一語，回家後坐在客廳，拿起桌上的長壽菸，狠狠地將它摔在地上說：「它害死我了！」

我坐在矮凳上，雙手緊握膝蓋，抬頭看著癱坐在藤椅上的父親，他仰頭長嘆，兩行淚直流而下。我雙肩顫抖，摀著嘴忍住淚，父女倆沒有對話，靜靜地坐著，直到太陽下山，母親進門問：「怎麼不開燈？」燈一亮，看見父親的表情，母親才明白事態嚴重，直接走進廚房說道：「先吃飯，才有力氣。」這一天，我看見父親的淚水，也看到母親的堅強。

家人一直勸父親要戒菸，他總說：「抽一輩子了，沒差這一根，『飯後一根菸，快樂似神仙』你懂嗎？」但我真的不懂，為何要抽菸傷害自己的身體？後來我才漸漸明白，許多鬱悶情緒，需要藉由一些方式來轉移、消化、度過，才能讓自己走得下去。

父親是榮民，早年從中國大陸來台，身邊一桿水菸袋、一把胡琴、一張錄音帶，暗藏著父親對家鄉的思念。當父親望向窗外時，想必承載了許多抽菸才能消卻

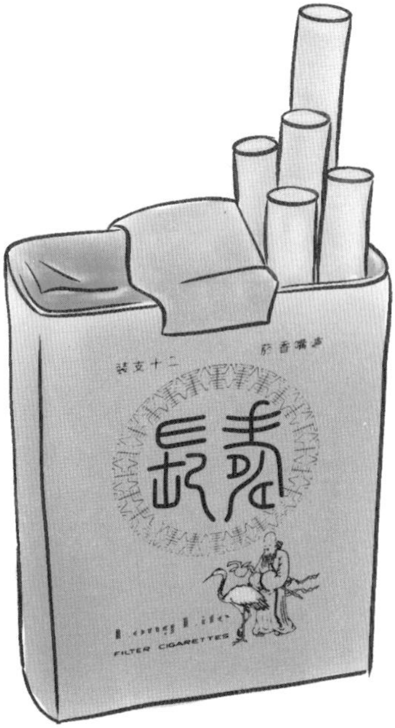

父親抽了大半輩子的菸，因它而快樂，也因它而倒下。父親被宣判罹患肺腺癌，令我感到人生如此無常。

的離愁，可惜我當時沒能深刻了解父親離鄉遊子的心境。

父親在榮總進行肺腺癌切除手術，進手術室前，我握著父親的手，唱著他教我的童謠：「功課完畢要回家走，先生同學大家暫分手，明朝會好朋友，明朝會好朋友，願明朝齊到無先後。」他跟著我唱，彷彿在與我們道別。經歷過戰爭的父親，少小離家，對生命勇敢無懼，對離別卻心如刀割。

手術非常成功，媽媽看到切下來像發泡過的肺葉，腿軟差點昏厥，我是摀著嘴、皺著眉，忍住想吐的噁心感。老菸槍的肺，是真的廢了。

手術成功不代表痊癒，父親的癌細胞很快轉移到骨頭。我們想方設法地治療，但人在無助的時候，就會病急亂投醫，即使沒有醫學證實，再貴的治療，家人都想嘗試，因此我用父親買給我的嫁妝車，四處接送他拜訪群醫。

我不禁想著，拖著病人到處跑對嗎？彷彿這樣才覺得有盡到孝道，不管是不是他需要的，也不管是否有效。但父親的病情惡化，西醫的止痛藥無效，中醫的水煎藥更吞不下，疼痛如影隨形，父親形容：「好像地上有個洞，只想往裡鑽。」我束手無策，只能守著他。

母親獨自照顧父親，兩個人二十四小時綁在一起，母親照顧父親吃喝拉撒睡，就像照顧嬰兒一樣，差別是帶小孩有未來可期盼，照顧病人卻無盼望，尤其癌末病患只會更糟，不會更好。某天夜裡母親醒來，發現父親不在床上，尋遍家中每個角落，都找不到人，擔心父親是否會跑出去，但又想他已經沒有力氣走下樓，應該不可能。正在納悶著，隱約聽見陽台傳來低吟的喘息聲，望向透明的落地門邊，彷彿有一隻狗趴在地上，母親害怕不敢靠近，開燈一看，才發現是父親脫個精光，一絲不掛地窩在牆角哀號。母親趕快拿毯子把父親包裹起來，抱著父親坐在地上，兩個人一起哭，許久之後哭累了，再慢慢把父親扶回房間休息。天沒亮，母親起身燉湯、熬粥，可是父親一口也吃不下去。

多少個日夜晨昏，母親就這樣消耗自己守護著父親。我們意識到，再這樣下去，母親也會垮，於是我們三兄妹討論，決定將父親送往榮總安寧病房，全家人輪流排班，讓父親疼痛舒緩，有尊嚴地走完最後這一段路。

讓最後一段路走得有尊嚴，走得安詳

安寧病房也有人生百態，印象最深刻的是隔壁床的年邁阿公，子女都很愛他，每天輪流來探視，並僱用一位專門看護，但這個看護一直嫌阿公很麻煩、難照顧，還和家屬說阿公會抓她、捶她、不讓她睡覺等，家屬深感抱歉，也感謝看護的辛勞，常會主動塞鈔票給看護。我整天在隔壁照顧父親，明明看到阿公一動也不動，很安靜地躺著，並沒有伸手抓她。但對家屬而言，自己無法照料，親人只能託付看護，深怕她對阿公不好，就算她是無中生有，也只能好好安撫。這種利用家人虧欠心情的行為，無疑是變相的斂財！

我在父親節前夕失去爸爸。感謝安寧病房的幫忙，讓父親最後一程走得安詳。特別是洗澡這件事，病房中的洗澡設備可以將父親從病床上拖吊起來，再緩緩放入浴缸，看到父親全身沉浸在溫水中的舒暢，對長時間臥床的人而言，簡直是天堂般的享受。

看著父親紅潤的臉頰、舒展的眉頭、放鬆的四肢，我輕輕握著他暖暖的手掌，這是他臨終前千金難買的片刻，因為這個體貼的洗澡設備，讓我也得到片刻的暖心。

第一次看到骨灰，卻讓我再一次心痛。就在父親火化後，火葬場的師傅在撿骨時說：「這癌症齁？真痛哦！擴散到骨頭，你看骨頭上一點一點綠綠的就是癌，鑽進骨頭，你看有多痛。」原來癌末時父親的疼痛，竟是深入骨髓的椎心之痛。

父親過世後，母親獨居，不願和子女同住，生活自理雖沒有問題，但情緒時常失控，還會在兄妹及親友間撥弄是非，面對這種情況，我們無招應對，直到偶然發現掩在抽屜角落的藥袋，才知道母親長期受躁鬱症所苦，只要太累、睡不好、煩惱過多就會發作，對家人情緒勒索。

父親婚前就知道母親的狀況，他覺得情緒疾病就跟感冒一樣，吃藥就好。母親躁症發作時火力四射、鬱症發作則悶不出聲，躁鬱齊發時，父親就會帶她去看醫生，讓她按時服藥。從小到大，即使身為子女也看不出異狀，只覺得母親脾氣大、陰晴不定，但母親情況嚴重時，甚至需要住院治療，我們卻都不知道，還以為母親只是回娘家，完全不曉得母親是發病被隔離治療中。

在照顧中學會同理與諒解

父親曾交代過我們，對媽媽凡事要報喜不報憂，尤其是母親娘家打電話來，一定要先問清楚有什麼事，過濾後才能告訴她。母親十三歲喪母，是三個弟妹的小媽媽，外公是唱歌仔戲的武生，喪妻酗酒，生活不順就對小孩施暴，以現代的說法，母親其實是受虐兒，但在討生活不容易的年代，活著最重要，沒有人會在意你是否壓力太大，更沒有人會管你情緒是否承受得了。

南台灣小姑娘，被父親遠嫁基隆，心中隱藏著被賣掉的怨氣，用最原始的方法教養子女，她曾遭受的肢體暴力，轉化成語言暴力，深深影響我們這個家。手足的感情好壞，絕對與父母的態度有關，父親重男輕女，母親又在兒女間說彼此壞話，破壞信任、重傷感情，埋下誤解的導火線，兄妹難以同心。

父親生病時，我不是主要照顧者，心理上的壓力還沒有這麼深刻，但母親喪夫後，子女要與脾氣易怒、情緒暴走的母親相處，實非易事，心理上就能明顯感受到莫大的壓力。母親心中明白，成家的兒女已非她所能掌控，但她還是常會干預子女的家庭，事事不爽，件件刁難，擾亂我們三兄妹各自的家庭。

父親過世後，母親成為一顆令人害怕的不定時炸彈，直到她倒下前一年，突然變得寡言安靜，主動答應與兒子媳婦同住，性格變得和善，容易親近相處。這樣的轉變，我覺得是她力不從心的妥協，釋出需要子女照顧的訊號。這是與母親相處最愉快的一年，母女倆一起小酌、散步、小旅行，閒適恬靜地互動，我曾暗自竊喜，母女情緣倒吃甘蔗，如此甚好。

照顧，是一種情義、和解與心理復健

公公很少回家，我們也很少和公公見到面，除夕夜會邀請他來吃年夜飯，他會發紅包給孫子，孫子也知道他是阿公，但感情始終淡淡的，吃飽就走，彷彿客人一樣，不會留下來守歲。後來偶然發現，原來還有另一組「家人」在等他吃年夜飯。

公公中風倒下那天，我們是接到陌生女子的電話通知才趕到醫院的。急診室內的場面非常尷尬，先生雖然是長子，但面對醫生詢問患者的生活習性、慢性病史、用藥狀況等，我們無從回答，反倒是送公公來急診的婦人，以及陪同的一對年輕夫妻更像是公公的家人，站在我們後面，輕聲回答了醫生的每個問題。陷入昏迷的公公急需家人簽字才能進行手術，這是我們第一次見到公公的「朋友」，也是最後一次。正牌的法定親屬出現，接下了公公後續漫長的照顧之路。

公公無意識地躺在床上，任憑婆婆斥責：「沒良心，到老病了才要回來拖累子女，怎麼可以這麼殘忍，怎麼可以這麼狠心。」公公腦部大量出血、破入腦室，經緊急手術引流後，靠呼吸器維持生命跡象。因為需要呼吸照護設備，在家無法照料，必須安置在專門的呼吸療護醫院，由專職人員照料。

沒有盼望的日子，燒著家人的錢，也燒著健保的錢，沒有人能喊停，只能任他逐漸衰弱到生命終點。我們詢問醫生，這樣的狀況得躺多少年？根據當時的統計數據，臥床平均餘年是九年，醫生說：「我們是人不是神，無法決定他的生命，你們就當作是尚存一口氣的掃墓，這樣不是很好嗎？他身體還有溫度，他還會張開眼睛，你們說的話他都可以聽見。」聽到這樣一番話，令家屬感到不可思議，如此殘酷的事實，醫生竟然說得如此雲淡風輕。

中風後的公公雖然無法康復，但婆婆承受長年委屈的心理復健才要開始。婚姻中長期被無視的心酸，非三言兩語說得清楚，公公迷霧般的爛帳，全留給家人善後，像是莫名其妙的騷擾電話、高額的卡債追討、一封又一封的掛號信接踵而來嚇壞了婆婆。子女再三勸慰婆婆無須理會，法律會保障我們的權益，但她仍舊會害怕、驚恐，深怕拖累子女，怕影響我們的工作情緒，常常遇事隱忍不說，獨自承擔。

婆婆幾十年婚姻積累的委屈和情緒的糾葛被搬到檯面上，過去不堪的場景不斷在心中重現，彷彿電視一再上演的薄情戲碼，直至最後都無法得到公公一句親口道歉。這是婆婆心中的遺憾，很難和解，零碎的記憶與片段勾勒出公公在外生活的樣貌，風流瀟灑地遊走在紅粉知己間，猶如美國電影《神鬼交鋒》（*Catch Me If You Can*）的情節，婆婆則是始終奮力保護她的孩子。法律上限定繼承是毫無疑慮的共識，但事情能妥善處理，愛恨情仇和怨氣則需要時間慢慢消化。

公公此次雖是非自願的倦鳥回巢，但婆婆仍是幾乎每週去探視，年節還會給護理人員送東西，婆婆說這是禮貌，我看到的則是夫妻的情義，即便在幾十年的婚姻中，婆婆才是最需要被照顧與理解的人。

電視上的誇張肥皂劇，正真切地在現實生活中上演，婆婆儘管嘴上咒罵公公，但看著他日漸蜷曲的身體和攣縮的手腳、嵌入掌心的指甲痕、身上的褥瘡，婆婆又會不捨，焦急地追問護理人員：「安怎顧的，顧尬安捏？」

婆婆會邊按摩他的手腳，邊呼喚著他的名字，從介紹自己是誰、兒女孫子們幾歲，到他們的現況如何。剛聽到時覺得有點不解，後來才能體會，訴說的過程對她而言很重要，因為這是她的人生成績，一個女人獨自拉拔孩子長大的歷程，值得炫耀。

曾經攜手一生的承諾，她守到了最後，即使青春歲月不再，但內心卻還有餘溫。一向風流倜儻的公公，如今兩眼無神地躺在病床上，已無往昔的春風得意，婆婆感慨心疼溢於言表，矛盾的心情不斷糾結反覆，如此重複循環，成為一種和解的儀式，為這段婚姻畫下句點。

恩怨情仇，一切都化為感恩

還記得父親過世前兩天，他突然意識清楚、眼神明亮，還吃完一碗我煮的蒸蛋，那是父親與我最後的互動。接著，忙喪禮、處理母親崩潰的情緒，那時我沒有哭，準確來說是我哭不出來，待一切處理完畢後，我獨自在家中思念父親，頓時不捨的情緒湧上心頭，我才哭到不能自已。有時，我們不是不在意了，而是還沒準備好釋放內心的情緒。

公公過世那夜，我陪同先生在醫院的病床邊，看著醫生拔掉呼吸器。我關照著婆婆，先生去辦手續，等到移至殯儀館時已是半夜，在公公被推進冰櫃最下層的那一刻，我蹲下來跟他說話，雖然我們有點陌生，明知道他並不是很喜歡我，仍真誠地向他道謝、道愛、道歉、道別，因為他和婆婆是給我丈夫生命的人，儘管他辜負了這個家，但當他脫離這個軀殼後，一切恩怨情仇，家人們選擇放下。感恩，是對生命的尊重。

02 要插管急救，還是放棄急救？

母親意外倒下，面臨兩難掙扎

這就是母女連心嗎？

那一夜，我輾轉難眠，清晨拖著沉重的身體前往廣播電台，主持六點的現場節目。節目後原排定的錄音因為來賓有事取消，所以早上七點下節目後，我就離開廣播電台準備回家，但心神莫名煩躁，掛念著媽媽昨晚食不下嚥，就直接開車到哥哥家按門鈴，才發現母親已經整夜發燒、嘔吐、拉肚子，全身虛脫冒冷汗躺在床上。等不及叫救護車，我和哥哥七手八腳扛著母親上車送急診，到院後一測血糖，已經狂飆到八百，一顆震撼彈就此點燃。

急診室裡很冷，我沒穿外套卻還滿身大汗。焦急的等待過程中，覺得時間過得特別緩慢，我把病床的簾子拉起來，蹲在床邊；哥哥則緊握床的欄杆，一起注視著陷入昏迷的母親。護理師走進來說：「一人陪伴就好，其他人出去外面等。」我就讓哥哥先出去。

儀器聲嘈雜，我在母親的耳邊呼喚：「媽，我是阿娥，妳聽得到我嗎？點頭一下好嗎？」但她沒有回應。我繼續跟她說話：「妳現在在急診室喔！不要怕，是因為生病了，所以身體動不了，可以握我的手嗎？用力握握看。」母親仍然沒有反應。我站在床邊乾著急，想要為母親做點什麼，我摸摸她的臉、翻開衣服看看身體有沒有異狀、搓搓她的手腳活絡一下血液循環，但母親還是一動也不動，我和哥哥輪流進來持續跟她說話，觀察儀器上數字的變化，隨時等待醫生的呼喚。

幾小時過去，母親仍舊沒有反應，我坐在急診室外的椅子上等待，彷彿身處電影場景之中，一切都很不真實。看著護理人員內外穿梭，我好像是臨時演員之一，沒有戲份、沒有台詞，看著醫護人員推著滿身是血的車禍傷患衝進來，進行緊急搶救，家屬被請出簾子外，焦急地面對簾子哭泣；緊張的劇情忽然轉場，隔壁床拳打腳踢的叫罵聲，引人側目，一個火辣熟女想不開吞藥自殺，掙扎到衣不蔽體大哭大叫著：「為什麼要救我，讓我死，死了就一了百了，我讓你稱心如意，我做鬼也不放過你……」真是鬧劇。

左右病床的畫面，看來矛盾又諷刺，有人拚了命想活，有人豁出去想死，宛如急診室的肥皂劇，這種衝突的低氣壓讓人窒息，我的心神被攪得好亂，好想跳出來大喊：「安靜！不要吵！」我壓抑住心中幻想的吶喊，閉緊嘴脣耐心等待，雙手壓在大腿下方，手心溫暖了冰冷的椅子。終於護理人員出來了，說母親需要持續觀察，讓我們先去準備一些必需品，如尿布、漱口水、膠帶等。她面無表情地右手一指，叫我們去位於地下室的藥局購買，給藥師看清單，那邊都有。

為了救媽媽，哥哥簽字同意插管

父親過世後，媽媽獨居了很長的時間，生活大小事都是自己打理，控制欲很強，凡事要照她的意思，更不耐等候，現在她卻什麼都做不了，只能等著別人來幫她處理。母親從小窮怕了，所以很看重錢，但這一刻開始，她連花錢的能力都被沒收了。

七十一歲的母親有糖尿病和高血壓病史，慢性病一直沒有妥善控制，也不注重養生，加上年歲已高，是屬於條件不佳的病人。我從事媒體工作幾十年，聽過許多故事，也訪問過很多來賓面對瀕死親人的狀況，於是心裡有數，接下來得決定是否要插管急救。

以我對母親的了解，不認為她想要被電擊、插管這類的急救，這道關卡若能過就過，不能過就放手，我不想讓媽媽受苦，天不留人絕不強求。急診醫師已經投藥、注射、供氧氣，目前不需要緊急手術，就是觀察和等待，我和哥哥妹妹商量著，必要時要放棄急救。我先回家拿東西準備迎戰，哥哥則留守在急診室等候醫生說明。

回到家，我感覺自己有點腿軟，腦子一片空白，無意識地走來走去，拿著牙膏毛巾站在浴室，對著鏡子裡發呆，忽然被手機鈴聲驚醒，哥哥來電：「醫生說要插管，我已簽字同意，因為我要救媽媽。」我大喊：「不要插管！」其實我喊也來不及了，此時已經插上了。

反對氣切，聽起來像個不孝女

曾經陪母親前往探視病重的長輩，因為未交代身後遺願，現在子女因意見不一而吵成一團。探視完走到醫院門口，我趁機問母親，對自己的身後事是否有想法？她立刻停下腳步，狠狠地瞪我：「妳是詛咒我嗎？希望我早點死是嗎？還早啦！不會讓妳這麼好過。」我辯解：「不是這個意思，只是希望能遵照您的想法。」母親怒火難消，在醫院門口甩我一巴掌，轉身離開，我覺得很委屈又無奈，只能安靜地跟著她走，乖乖開車送她回家，一路上靜默無語，母親到家，狠甩車門，頭也不回就走上樓了，不知是方法不好？還是時機不對？詢問長輩遺願失敗。

我急如星火趕回急診室，卻不見哥哥在母親床邊，火氣直衝腦門，人呢？跑哪兒去了？突然瞥見牆角有人影，是哥哥面壁跪在急診室的角落，我走過去站在他身旁，聽見他的禱告，自責地呼求主名：「哦！主耶穌！請保守我母親的平安，讓我有機會孝敬她，我要帶她去環島旅遊，我要帶她吃好吃的美食，我要聽媽媽的話，不使她憂傷，母親一生勞苦，應該享享清福，我願意折壽給她，請救救我的母親。」

哥哥涕淚縱橫說出的話語，讓我的情緒平緩下來，哥哥有遺憾，希望要救母親。天使透過他的嘴巴，讓我知道原來這些哥哥的願望，我早已實現，過往母女倆的出國旅遊、相約散步、餐廳飯店享受美食，是我與媽媽的日常，我已經沒有遺憾。我拍下兒子跪地為母祈求的背影，照片貼上臉書，湧進幾十萬的祝福力量，為母親集氣。網友們的關懷來自四面八方，令人感動不已。每年十月，臉書會自動跳出這張照片，雖然已經過這麼久的時間，但每每看見，還是難掩惆悵，想著如果母親能及早就醫，結局是否會不一樣？

在此，我要強烈提醒大家，老人家發燒千萬別拖延，不要僥倖認為睡一覺就沒事，要趕快就醫，避免多重器官衰竭的風險。母親正是因感冒延誤處理導致惡化，最後造成多重器官衰竭而住進加護病房。加護病房內，家屬無法守在身旁，僅能在固定時間進入探視，一次只能兩人，在三十分鐘內大家輪流進入探望。

此時，母親身上插了許多管線，護理人員怕她亂動，只好將雙手束縛。我用熱毛巾幫她擦擦手腳，跟她說話，鉅細靡遺告訴她現在的狀況，包括她發生了什麼事、人在哪裡、今天日期、已經住院幾天，向她說明：「醫生用藥是讓妳休息、讓身體修復。」安慰她不要害怕，要放輕鬆，也向她說明：「護理師把妳的手綁住，是避免妳不小心扯到管子會危險，要乖乖的哦！」

我按摩母親的手和身體，還擦護唇膏、抹乳液，她臉部已出現水腫及破皮，看了滿是心疼。內科加護病房多是重症，最怕感染，偏偏就是很難避免，常常會有莫名的細菌感染，讓病況變得棘手；還有低機率會發生的抗藥性，我母親也遇上了，而且過了好幾天才發現，得抽血檢查再等待細菌培養，才能決定下一步用藥。

病情膠著，只能見招拆招，緊張的氣氛讓一顆心懸在半空飄盪。醫生擔心插管時間久了會造成感染，建議氣切以便後續照護，他說只要病患狀況轉好，可以自主呼吸就能拔掉。說得雲淡風輕，彷彿吃飯一樣簡單，即使我願意相信，但事實真是如此嗎？我反對氣切，但我的意見聽起來就像是個不孝女，殘忍到連活下來的機會都不給母親，但我是真的愛她，所以才不願意她的餘生遭受苦難。

有經驗的朋友形容氣切就像溺水般活著，抽痰更是痛苦無比，是一條不歸路，我真的無法同意！三兄妹沒有共識，空氣凝結，只能投票表決。都說奇數最好處理，一定會有答案，結果妹妹在意見不同的兄姊面前，裡外不是人，只好默不作聲。我想放手，但哥哥堅決不放，怎麼辦？總不能比拳頭決勝負吧！

最後的共識，就是把這個艱難的決定交給母親自己，她意識已恢復清醒，但插管無法說話，不過可以用點頭或搖頭來表達。醫生站在病床邊，向母親解說什麼是氣切，我在一旁插嘴補充，用台語再說明，哥哥覺得我企圖影響她，氣到想揍我，其實我只是想說清楚點，讓她聽明白再決定，畢竟這關係到她未來的生活品質，不能有絲毫含糊甚至哄騙。最後母親點頭同意，無論她頭腦是否清楚，我都接受這個答案，沒有輸贏，只有面對。

打亂了生活，也毀了手足的情感

從急診室到加護病房，生活為我們投下的震撼彈徹底炸裂，特別是兄妹的情感。不論如何，最後還是要面對，接受母親需要長照的事實，但出院後要去哪裡呢？

醫院的看護日夜照護是以天計價，每週結算費用付現，現實地測試病患口袋的深度。母親生活無法自理，需要二十四小時專人照護，公定價一天兩千五百元起，我們先聘請台灣看護照顧，同步申請外籍看護，兄妹難得有共識，不送安養院，但一直到出院準備都已解說完畢了，還是沒人出聲要送母親回哪裡？頓時空氣凝結，大家都低頭不語。

按照母親的狀況，若住在沒有電梯的公寓便無法上樓，其實當時我已經有想法，但我不想第一個說話。等著等著，時間彷彿過了許久，兄妹三人彼此互看不語，大家都已分別成家，每個人都有各自的壓力吧。結果打破沉默的是我先生，他拍拍我的肩膀說：「我們帶媽媽回家吧！」然後又補了一個理由：「因為我們家有電梯。」他說的雖是事實，但更多是顧及眾人的心意。母親出院後的住處拍板定案，謝謝老公的體貼，相信大家都鬆了一口氣。

曾經我無法原諒哥哥，覺得他根本不了解媽媽，我向好友賴佩霞哭訴，媽媽一生勞苦，到了含飴弄孫的年紀，住在哥哥家卻因為感冒高燒延誤就醫，最後倒下變成這個模樣，哥哥還堅持氣切，不是讓母親受苦嗎？我崩潰地站在醫院樓梯間講電話，哭到泣不成聲，佩霞老師在電話那頭用和緩穩定的語氣跟我說：「阿娥，妳等一等先別哭，妳試想一下，如果妳媽媽這輩子注定會遇到這個考驗，只是因為在哥哥家發生，讓妳無法接受，我們換個角度，假設事情是發生在妳家，妳希望哥哥妹妹怨恨妳嗎？或是如果妳根本沒有手足，是個獨生女，難道妳就不願意照顧媽媽嗎？妳不想讓媽媽氣切是因為妳愛她，哥哥想救媽媽難道就不是愛嗎？」

佩霞老師說的話確實很對，但我心裡真的不想接受，明明有手足，為何我要獨攬承擔？明明有選擇，為何要選擇讓母親受苦？空有手足卻沒能在關鍵時刻成為力量，我在心中計較著責任和公平，為什麼不能照著我的想法做，我的意見就不用聽嗎？越想心裡就越不平衡。

我把諫言聽進來，將事情再想深一點，一直在計較，甚至和哥哥攤牌，結果又會如何？是更好還是更壞？腦子裡繞一遍後，利弊得失其實很明顯，我必須要阻斷所有負面的想法，回到現實接受和面對，相信這是最好的安排。不送安養院，有外籍看護可以協助照顧，有家庭的溫暖和支持，兒孫子女也方便來探訪，只要我能放下計較心，一切都好了。

續命，是為了病人，還是家人？

做決定的人，是要扛責任的。這根氣切管是哥哥的心頭刺，他的決定雖然救回母親的命，但母親用這樣的方式續命活著，終究讓他很難接受。哥哥樂觀地認為，只要正面思考，移除氣切管並不難，但事實卻不如醫生說的那麼簡單，陸續安排過三次去醫院拔除氣切管，結果都失敗，其中一次還差點嚇死我們，醫生在拿掉氣切管後，媽媽的氣管塌陷頓失氧氣，甚至全身發黑失去意識，哥哥慌了，醫生趕快把氣切管插回去，再緊急轉進加護病房照護。

折騰過幾次後，我仍不想放棄，還去求診耳鼻喉科名醫，想讓母親可以說話。在診間等候時，遇見一位年約四十歲的女士，她喉頭上的疤痕引發我的好奇，我冒昧趨前詢問：「對不起！請問妳曾氣切過嗎？」女士點頭，開始訴說她的經歷，幾年前因車禍插管，而後氣切救回一命，但拔除氣切管後，感覺生不如死，走幾步路就喘得不能呼吸，無法運動也不能逛街，睡覺也要經常變換姿勢，枕頭要墊高再墊高，即使半躺著還是喘不過氣。

這雖不代表全部氣切患者的感受，卻是我真切的擔憂。如果問我要不要氣切？我會說，先評估年紀吧！正值壯年，體能好恢復力佳，人生路還很長，當然要救；但如果像母親七十幾歲了，早餐店退休多年，孫子都帶大了，據我所知她也沒有遺憾，沒有夢要追，也沒有願望想實現，能夠善終對她而言就是禮物。續命是為了兒女，真的不是為了她自己。

關於氣切，我問過其他醫生：「如果是你媽媽，遇上相同的狀況，你會選擇氣切嗎？」他想都沒想，斬釘截鐵地說：「不會！」

有一位本來非常反對氣切的朋友，在他母親病情緊急惡化下，無法詢問媽媽的意見，又必須馬上決定，天人交戰後他決定氣切。母親活下來了，但面臨和我一樣的狀況，回家照顧才是挑戰，他的媽媽每天用充滿怨恨的眼神看著他，尋死意志堅定，消極抵抗不肯進食，加上親友的微詞，讓他自責不已。

走到這一步，他很後悔決定幫媽媽氣切，問我自己是不是做錯了？我說：「沒有，你很勇敢扛起一切，你給了媽媽最好的環境。」事已至此，我不忍落井下石，所有選擇都沒有標準答案，木已成舟，要讓奉獻付出的人能走得下去，沒有道理再去苛責。我們是人，不是神，沒有人可以決定另一個人的生死，不是嗎？我們只能處理好事情，無法決定命運。

回家照護，展開新生活

離開醫院回家照護是新生活的開端，安置母親的房間，備有電動床和抽痰機，所有醫療照護的耗材也準備妥當，希望一切都能順利。結果第一個晚上，母親就伸手自己拔掉長長的鼻胃管，我氣到罵母親：「妳這樣沒辦法吃東西，妳會死掉的。」這時候已是大半夜，只好先撐到天亮再說。看著扯下的鼻胃管，我真的嚇到，這麼長的一條管子從鼻孔穿到胃，很難受吧！看了都覺得害怕。

隔天我熬了粥，試著餵食，我跟母親說：「是妳自己拔掉鼻胃管的哦！那妳就要有本事自己吃！」沒想到堅毅的母親，真的一口一口地吃起來，還伸手去抓桌上的雞腿，卻無法對準嘴巴，一個不穩，雞腿碰到嘴唇就掉在地上。看見她的求生欲，我滿心佩服。母親就這樣在沒有醫護人員的協助下，脫離了鼻胃管。

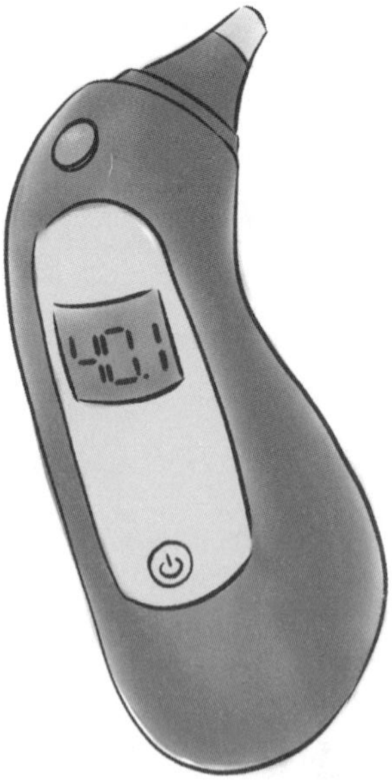

一場延誤就醫的高燒，造成母親多重器官衰竭；而選擇氣切，更讓她踏上凡事皆得仰仗他人照料的漫漫長程。

03 停止同情悲憐，專注每刻的幸福

捉弄人，是為了證明自己的存在

母親一直是大姐頭的個性，性格海派，更愛趴趴走，有著很福相的大嬸婆形象；現在卻是行動無法自主、要人照料的病人，彷彿僅剩下軀殼，空洞迷茫的雙眼看不到希望，這是出乎她意料的晚年生活，我想她一定很悶。

即使不良於行坐在輪椅上，偶爾她還是會想逗弄欺負人，偷瞄經過身邊的人，看見是孫女經過，冷不防伸出腿想絆倒孩子，見孫女故意摔在地上的樣子，她就哈哈大笑，但聽不到笑聲，而是氣息快速通過氣切管的嘶嘶聲。

我會碎念她一句不要捉弄人，她還會撇過頭去不看我。有時她不只是捉弄孩子，也會找我麻煩，我從市場回來，身上還扛著菜，一進門就跟她打招呼：「阿母，我買菜回來囉！有買好吃的雞腿，還有你愛吃的魚……」話還沒說完，母親冷不防就踢我一腳，我重心不穩一個踉蹌，連人帶菜摔倒在地上，母親竟開心到笑出聲音，我生氣地坐在地上說：「媽！你不要這樣，萬一我受傷不能做事怎麼辦？」

這時候的母親，是老人和小孩的合體，她覺得我是女兒，不可以責備她，但她卻像小孩一樣，覺得作弄人很好玩、很開心。先生站在我身後看到這一幕，出聲：「不可以哦！阿娥如果受傷怎麼辦？不能照顧妳，只能把妳送去哥哥那裡喔！」這時母親會沉默低頭，你說她糊塗了腦子不清楚，但她還知道自己是住在女婿家，對女婿特別友善客氣，算是給女婿面子吧！有時她鬧情緒不吃飯，拿她沒辦法時，讓先生跟她勸說幾句，總能奏效。

對外籍看護，母親也是毫不客氣，經常用指甲抓她的手、掐她的肉，看護手上傷痕累累，身為雇主真是深感抱歉，只能盡量在經濟上做些彌補，例如買衣服、送手機，再幫她存點錢。多年來，看護和母親如同生命共同體，感冒一起、皮膚搔癢一起、情緒起落也一起，我不解為何母親喜歡欺負人，是智能退化嗎？還是不甘心自己變成這樣？

一位職能治療師告訴我，母親能支配的就是右手和右腳，而她能觸及的範圍，就是身邊親近、會自動靠上來的人，她把人捏痛、抓傷、絆倒，看著對方反應，這是她證明自己還存在的一種方式。

所有情緒只能自己消化

氣切後無法言語的母親，只能用點頭、搖頭來回應這個世界，內心所有情緒只能自己消化，無法表達內心感受，就這樣一天一天過日子，最好的朋友僅剩天花板，我想，母親的內心一定是鬱悶的。在生病失能前，母親一旦躁鬱症發作，幾乎整夜無法睡覺，即使身體很累，腦子卻不停地想找事做，內心小劇場不斷上演著幻想的戲碼，有時甚至還會把妄想當成現實，說有人要殺她、有賊闖進家裡偷東西、子女不孝要虐待她，想到腦筋糾結更睡不著，經常凌晨就騎機車到外木山吹海風，對著大海狂吼，在海邊來回走，然後滿身汗地回家。

如果母親還想找人說話，就會到處打電話找人訴苦，凌晨三點打給早起的鄰居朋友，講不夠就等到五點，再叫醒睡夢中的子女，語調高昂地發射連珠炮，一罵就是一兩個小時。說話是母親最暢快的抒發，目不識丁的母親，口才相當好，很會說大道理，還會編故事，不知情的人常會被她唬得一愣一愣的。

記得更早之前，母親因膽結石手術住院，我煮好飯送便當到醫院給母親，隔壁床病人冷冷看著我說：「做人家的女兒，對母親不要這樣啦！」我聽到後真是無言，不知道她又編了什麼可憐的故事，讓同房的病人相信她的兒女極其不孝，明明是三兄妹輪流在醫院照顧她，還被外人告誡要懂得做人的道理，想來真是啼笑皆非。

但是當母親唯一抒發的管道被剝奪，所有想說的話都得憋在肚子裡，可想而知她的煎熬與憂傷，久病不開心也是必然。

身體雖受苦，卻能享受兒孫的陪伴

當情緒低落時，母親會用食指比死翹翹給我們看，傳達她不想活的悲苦，我如果不回應或轉移話題不理會，她會癟嘴哭著拉我衣角，我知道她委屈，但不想隨她起舞，就會故意逗她說：「啊！假哭假哭沒眼淚。」她會哼一聲冷笑，因為糖尿病後期視力模糊，加上乾眼症，她還真的是哭不出眼淚。

母親一生勞苦，拉拔弟妹長大、養育子女成年、照顧先生善終，晚年怎麼會落得如此下場？我沒有答案，我也和母親一樣，想知道為什麼會這樣？當她情緒低落，用手勢比著想要尋死時，我只能握著她的手，陪她一起哭，把她抱入懷中安慰。

也許有人會認為，無行為能力的人如何尋死？但她還真的有進一步動作，激動時還曾經伸手去拔氣切管，我故意生氣罵她：「你這樣死了會害我被抓去坐牢的，我如果坐牢，那小孩怎麼辦？」看她委屈、哭得像個小孩，真的有瞬間閃過念頭，就讓她走吧！這樣她就不用受苦了！但我立刻清醒過來，因為沒有人能夠決定生死，我無法改變母親的命運，只能接受。

孫兒孫女是能讓母親稍有振作的動力，他們經常來探視阿嬤，也在她臥床七年間逐漸長大成人。我常跟母親說，妳很幸福，父親從未看過兒孫長大的模樣，而妳見證了孩子的成長，享受過兒孫的陪伴，身體雖然受苦，但心靈是很美滿的。

哥哥的孩子都是母親帶大的，感情特別好。侄子學業優異，交換學生出國期間，經常惦念阿嬤，固定視訊報告近況，介紹國外風光，這是母親臥床期間愉悅的盼望。曾想過萬一母親等不到孫子完成學業回國怎麼辦？這是假設性的問題，那時七個孫子只剩一個還在大學念書，其他的都已經畢業工作了，但母親還在臥床照顧中。長照的平均餘年真的很長，日子只能走一步算一步，還沒有盡頭。

因為祖孫感情好，乖孫還特別選修長照相關課程，並學習職能和物理治療，按時來幫阿嬤做復健。說來有趣，我平常拜託母親踢踢腳、抬抬手做復健，她都不理我，但孫子、孫女的話她就聽，也做得特別開心，阿嬤還很會跟孫子們撒嬌，牽著他們的手摸摸親親，我跟母親說：「孫女有男朋友了！哇！你想要當阿祖嗎？」母親會笑著雙手環抱，像抱著孩子一樣嘛嘴親親，原來她頭腦可清楚著，還知道結婚、生小孩這些事，但有時我寧可她頭腦不要太清楚，迷迷糊糊地過日子比較不會難過。

用餐或移動，皆是一場硬仗

以前母親是無法整天待在家裡的，總喜歡到處走，像匹野馬似的，但現在她變得不太喜歡出門。我住的社區有庭院可散步、賞花賞鳥，但她就是不願意出門，原以為是她體力撐不住，後來發現，她好像是不願意被鄰居看見氣切的模樣。

她也不喜歡和我們同桌吃飯。為了讓她開心，我常邀家族聚會，三代齊聚一堂同桌在她身邊，但她就是不吃，屢試不爽，後來發現她好像也不願意被人看見吃飯的模樣。母親沒有使用鼻胃管，勉強還能夠以口進食，但因為氣切的關係，非常容易嗆咳，痛苦的模樣看了很讓人心疼。食物湯水嗆咳噴出，濺得桌面、身上、地上到處都是，不小心還會嘔吐出來，一頓飯吃得非常狼狽忙亂，我想這大概是她不願意和家人同桌吃飯的緣故。這也是我常覺得對不起家人的地方，讓大家吃一頓飯也很辛苦。

漸漸地，我們會錯開用餐時間，讓看護和母親單獨安靜吃飯，我們不要看她，她就能平緩地好好進食。多年來一日三餐，看護都會將母親從床上移動下來，坐在餐桌旁餵食，讓她離開床鋪坐在椅子上。復健師說這也是一種運動，因為長期臥床會讓肌肉流失無力，要坐著撐住身體、抬起脖子，對病患而言都很費力，看似簡單的動作，相當於正常人跑五圈操場的運動量，有時母親會不慎滑落地面（或是她故意想讓自己摔死），都會造成很大的困擾。

一關過一關，不哀怨也不糾結

哥哥是虔誠的基督徒，經常為母親禱告；我是佛教徒，日日會為媽媽誦經，無論用何種方式，都是想要幫助母親，其實也是在為自己打氣。

透過宗教的信念和儀式的過程，會得到一些啟發。一位基督徒友人，說他在禱告時腦海會出現畫面，感受到神的指示，看見自己的潛意識及未來的願景。我曾懷疑這是他自己想像的投射，直到自己也體驗到類似的狀況。

我曾在完全清醒的狀態下，專注念經，腦海中竟也出現一些畫面，例如母親剛買完菜從市場出來，開心迎向我並走進饅頭店；還有除夕與母親做完山東大饅頭，荷包滿滿坐在客廳椅子上，我和媽媽微笑滿足的模樣；有時還會浮現一些兒時與母親快樂互動的片段。

我想知道這代表什麼意思？這時腦海有一個聲音告訴我：「媽媽很滿意她這輩子的成就。」頓時母親臥病的愁容變得模糊了，我只想記住她得意的笑臉。**不要用我眼見的苦，去想像她的痛，沒有誰能代替誰受過，因為每個人都有自己的功課，功課做完自然要下課。**

我心疼母親，不斷問菩薩為什麼她會如此受苦？為什麼不帶她走而要這樣折磨她？這些苦惱的疑問都是我自己想的，母親只是照著她人生的劇本前進，至於何時能卸下人間的重擔勞苦，不是凡人能決定的事。佛祖讓我有照顧人的能力，我就全心全力做好這件事。

人很容易受外在環境的影響，因為吵雜就覺得煩躁，因為事多就感到辛苦，因為壓力搞得身心不寧。當你無法改變外在環境而情緒翻騰時，我學著先穩定自己，雖然還無法達到見山不是山，見水不是水的境界，至少能做到在混淆雜亂的思緒中先放鬆，不要想著一次處理完龐雜的事務，而是一件一件來，一關一關過，不哀怨也不糾結。

我會透過靜坐，調整呼吸、停止妄想。這需要反覆練習，剛開始雜念很多，所有不爽的事和討厭的臉，都會來到眼前，跟著靜坐引導，放鬆身體，從頭頂、肩膀、腰部、大腿小腿、腳底一步一步放鬆，一旦有念頭出現，就讓它飄過，漸漸做到不被思緒牽著鼻子走。藍天依舊在，白雲隨風飄，持續修練壯大自己，心寬大了，許多鳥事看在眼裡瞬間就變得渺小，問題便能迎刃而解，逐一克服困難。

我停止對母親的同情悲憐，不斷祝福感恩她，不盼著盡頭，只用心專注眼前，每一刻都是幸福時光。

04

走過憤世嫉俗，扛起照顧的重擔

遺傳母親克服困難的行動力

聽過「種瓜得瓜，種豆得豆」嗎？這說法是對的，就好像蘋果樹上不會長香蕉，芭樂不可能長在西瓜田一樣，遺傳就是上一代的基因品種，遺傳訊息就記錄在ＤＮＡ上。

你曾問過孩子，長大後想成為像父母一樣的人嗎？答案未必都是肯定的。

很多人不喜歡被說像父母，但偏偏孩子通常都會像父母，台語常說：「囝仔不能偷生。」除了外顯的身高、體型、容貌相似，內在的性格和觀點也會相近。海派的人生不出小氣的孩子，貪小便宜的後代也常錙銖必較，這都是耳濡目染的結果，同吃一鍋飯，脾氣一個樣。

我並不喜歡像母親，因為她霸道、控制欲強、脾氣大、無法講道理、難以溝通，偏偏我似乎逃脫不了遺傳魔咒，就算不是照單全收，也有六七分真傳，因此我常陷在內心抗拒的循環中。先生以第三者的角度觀察，說我的個性其實就像母親，但這些特質並非一無是處，要從不同角度來解釋。

我霸氣決定事情，是因為我願一肩扛起全部責任；我個性強勢愛生氣，不完全是脾氣壞，而是陷入難題困境，想用聲量引人注意，有時甚至是在求救。**看懂行為背後的心聲，包容理解就沒有這麼難了**。

我的母親出身貧困，沒有父母的羽翼遮蔽，凡事只能靠自己，軟弱就會沒飯吃，因此造就她必須強悍的個性，才能照顧弟妹不被人欺侮、養育子女健康長大，在沒有靠山的環境下，靠自己闖出一條路。就好像在下大雨時，沒有傘的孩子必須要快跑才不會淋成落湯雞，肯吃苦、敢拚搏才能過好日子。

母親是最勤奮的人，為了養育孩子拚命工作，只要有錢賺，她什麼都願意做。她不識字，但她學習力強，膽子也夠大，在母親身上似乎沒有辦不成的事，做就對了。在台灣錢淹腳目的年代，企圖心強、肯做肯吃苦，就會有一片天，這份克服困難的行動力，我的確是像她。我經常跟孩子說：「有做就有機會，不做就是空想。」就像買彩券，不去買當然不會中獎，有買才有機會。

父親小小年紀就跟著部隊來台灣，個性活潑樂觀，古靈精怪點子多，能言善道，還懂音樂、會唱歌，也會寫文章，在軍中康樂隊主持節目兼任指揮。看來父親這方面的能力有遺傳給我。

父親軍旅退役後，在台灣肥料廠的幫浦間管理水池，一直到退休都做同樣的工作，因此他總有一種時不我與的惆悵，覺得自己有志難伸。他是重朋友、講義氣、耳根子軟的人，拿退休金投資朋友的餐廳，掛名老闆，錢卻不是他在管，一堆酒肉朋友來捧場卻總是賒帳，最後落得血本無歸還欠下債務。我父母這對夫妻也算絕配，父親很樂天，沒有危機意識亂投資，只有愛賺錢的母親治得了他。

曾經父親受朋友影響，下班不回家去打小牌，輸到薪水都沒了，還想翻本，屢勸不聽，母親使出殺手鐧，揹著我、牽著哥哥，勇闖小賭場，把哥哥推到父親身邊大聲說道：「學！跟著學！賭博可以賺大錢，你就學吧！」母親惡狠狠地看著父親的朋友，語帶威脅說：「我都記住你們了，要再找老楊賭博，我就去告訴你們的老婆，不信你們試試看！」

雖然我在場，但我還只是個在背上的小娃，當然不記得。長大後母親告訴我這個故事，我真心覺得母親很聰明，懂得如何治我父親，掐中要害，還讓所有人不敢再找他賭博，一次性止血。

覺得自己爹不疼、娘不愛

父母其實都很了解孩子的個性，包括子女面對事情的態度，以及處理事情的方法。哪一個孩子可以期待，其實都了然於胸。我的父母年紀差距大，父親曾交代母親：「妳將來老了要靠阿娥。」這是他對三個子女的觀察和了解，以結果論來看，這一點他說對了。

我一直有嚴重的老二情結，一直覺得自己是爹不疼、娘不愛的小孩，特別是父母重男輕女，凡事以哥哥為主，又疼愛年幼的妹妹，而且他們兩人在校課業成績好，師長也覺得是個寶，我不愛讀書就只是根草。父親要我考公務員、學美髮，母親只盼著我快點嫁人。

家裡開早餐店，父母只會使喚我早起幫忙揉麵團，理由是男生不會做，妹妹年紀小，這個理由讓我很不能接受，但童年記憶未必準確，我用力記住委屈哀怨的事，合理化我的際遇和處境，放大自己想看的點，甚至扭曲發生過的事、根深柢固地記在腦子裡，不願意還原事實，但如果換個角度看同一件事，答案恐怕會顛覆自己的記憶。

成年後才理解，父親鼓勵我考公家機關，是希望我生活安穩，後來要我學美髮，是因為我手巧；母親只叫我一個人做事，是因為我動作俐落，真的能幫上她的忙。父母的決定，其實都是在為我著想，讓我能發揮所長。

正因為跟在母親身邊做事，我才看見母親的辛苦，她一個人做出這麼多饅頭、包子、槓子頭和酥餅，都是揉、捏、蒸、烤的辛苦活，乾食必須搭配喝的，所以還自製豆漿，身上燙傷的痕跡不知有多少。每天凌晨三點起床，站著工作直到中午，更要熱情招呼客人，收錢算帳，一條龍服務，所有工作都是她一人包辦，也因此練出壯手臂、粗腰圍。

做事時，肚子餓了就塞個賣相不好的包子饅頭充當一餐，假日有我當小幫手，她才能歇歇腿坐會兒板凳。全年無休的操持，過勞造成的職業傷害不少，像是五十肩、膝蓋磨損退化、糖尿病等，都是拚命賺錢的代價。所謂「行走江湖，有借有還」，年輕跟身體借體力賺錢，年邁就得花錢買健康，走過一遭才知道，凡事莫操切太過，中庸為好。

我以前會抱怨父母偏心，因為他們根本沒在理我，其實他們的父母也沒理過他們。離鄉背井，赤手空拳打天下，能讓孩子溫飽、有得住、有書讀，已經是很了不起了，不會認為自己虧待了孩子。母親常跟我說：「手指伸出來不會一樣長，但手心手背都是肉，以後換你們當父母就知道。」

果然，我當媽媽後也漸漸明白，才理解他們當時的處境，原來母親以前對我講的話都是金玉良言，如今我卻再也沒機會聽到她的嘮叨了。

與父母相處的時光，點滴在心頭

陪母親在早餐店做生意的那段日子，牆上那台老舊的收音機，同樣陪伴著媽媽度過無數辛苦的時光。那是我嚮往的播音世界，也是我夢想的起點。幾十年後我已成為資深媒體人，而收音機仍在媽媽的病床邊繼續放送，仍舊是她日夜相伴的好朋友。

記憶中，父親對我的疼愛還是有的。小時候曾經肝發炎，需要靜脈注射治療，但手和腳都找不到可以注射的血管，護士好不容易在我脖子旁找到血管，父親緊抱著我要我別動，但我因為害怕，所以亂動亂踹、拳打腳踢，護士耗費許多力氣才搞定。

我哭得滿身大汗，父親的衣服也浸溼黏在身上。打完針，他牽著我走在鐵軌上，到市場買了一顆好香好貴的富士蘋果，給我一人獨享，我雙手緊抓著這顆蘋果，貼在鼻子上聞著香味。父親還讓我坐在他的肩膀上回家，我就像個被捧在手掌心上的公主，居高臨下看著這個世界，這個角度的視野，我永生難忘。

父親罹患肺腺癌過世，前後僅八個月。當時有母親全心照顧他，子女幫忙接送、陪他看診，一起找資源想辦法，但是當母親多重器官衰竭倒下時，她已經沒有另一半可以幫忙，三個子女也各自成家，她也沒有交代過緊急時要如何處理，當時躁鬱症讓她沒有安全感，加上對子女的不信任，我們都沒機會聽她說出真正的想法。

沒交代的事我們只能猜，而她的存款及財務狀況，我們也全然不知。這是很嚴重的問題，所以真的別忌諱去談生死，要清楚明白說出身後的願望及安排，才能讓人生了無遺憾，如願以償。

對母親的孝心，手足做法不同

長輩臥病，另一半及姻親的態度至關重要。我沒有經營大事業，也沒有大家族的為難，很幸運能有先生全力支持，以及婆婆的大肚與體諒。我有熱情的個性和照顧人的能力，能看見別人的需要、細心體貼，這應該是母親想跟著我的原因。除此之外，現實的困難就是沒有電梯的老公寓，她已經爬不上去，三兄妹只有我是住在有電梯的房子，所以雀屏中選。

母親經常需要看診，出入都靠輪椅幫忙，一開始我也是手忙腳亂，但一回生二回熟，漸漸地，我的手臂變粗，力氣也變大，母親手腳無法施力、無法自主移動，看診又需要時間和人力，大家都要上班，只有我是自由工作的媒體人，時間可以安排，可以趁沒活動不錄影的時間帶母親看診，開車雖然方便，但要抱母親上下車一點都不簡單。

打開後座車門，我得鑽進另一頭，等著看護抱起母親將她塞進車門，我從另一側跪在座位上，雙手從背後穿過母親腋下環抱她的胸，往後拉進車內，再轉到正面，以公主抱的方式將她轉身坐正，抬腿放妥，繫上安全帶，才算完成。這只是上車，下車所有動作要順序反過來再做一次，抱母親轉身，抬腿向外，高跪將她推出車門，等看護站到車外抱起母親，我快速移動到看護旁，拉近輪椅讓母親順利坐下，看診完畢再以同樣的工夫上車，然後回家下車。這是出門一趟的基本動作，而移動讓母親很不舒服，咳嗽、嘔吐隨時都會發生，老人跟嬰兒很像，為因應各種狀況要準備大包小包的東西才能出門，工程浩大！

為了照顧母親的事，我與哥哥曾鬧到水火不容，從一開始的插管氣切，到之後照顧的細節，我們的觀點南轅北轍，已經到了要反目的地步。氣憤時，哥哥甚至揚言要告我，說我霸占母親，走到這一步，已經算是交惡，無法溝通。其實當時兄妹兩人的爭執都是對母親的孝心，哥哥希望母親能好起來，想用他的方法接手照顧；我則擔心哥哥低估母親病情的嚴重性，會讓她不舒服。

先生勸我，就讓哥哥照顧一陣子吧！他才能了解照顧者的困難。我雖不捨，也只好暫時放手，交接給哥哥來照顧。哥哥要來接母親那天，她不肯離開我家，一直不斷地搖頭，母親哭了，我勸慰她子女都很孝順，兒子愛妳，輪流住很好！可是母親只想留在我家，還雙手合十苦苦哀求，我坐在床邊極力安撫，她還抓破我的手不讓我走，激動到半個身體懸在床外，我怕她摔下床，奮力抱著她，她哭我也哭，母女在床邊緊擁哭泣。

看護說阿嬤要留在太太家，可是母親不是我一個人的，哥哥想盡孝，我沒有理由拒絕，最後只能用力甩開母親，抽身離開。我不敢回頭看母親，腦子浮現遺棄母親的罪惡感，我站在門外，聽見看護跟母親說：「阿嬤不要這樣子，等一下掉下來會死掉啦！」我站在房間外哭，我知道母親真的希望掉下來直接死掉算了，但我真的不能再堅持，無論如何得讓哥哥接手試試。

為了解決電梯的問題，哥哥另外租了一間有電梯的房子安置母親和看護。明明是出於好意，但那房子對母親而言是個陌生的居所，沒有安全感，同時也讓我疲於奔命。買完菜，我得先送去給看護和母親再回家，每天得空還會多跑幾趟探視，只為了求心安。

哥哥接手照顧母親的這段日子，我好難受，照顧她我很辛苦，離開她我很痛苦，心中的矛盾一直在折磨著自己。氣切的母親無法言語，只能用點頭和搖頭表達情緒。於是我和母親商量，哥哥來時我會當他的面，問妳是不是想跟我住？妳一定要點頭喔！

哥哥照顧母親一段時間後，某天趁著兄妹都在場，我問母親：「阿母，妳想跟我住是嗎？是，要點頭哦！」母親猛點頭。「哥哥很愛妳，很想照顧妳，但妳還是想跟我住，是嗎？」母親繼續點頭，哥哥沉默不語，可能也感覺到母親真正的想法吧！至少我讓哥哥嘗試過了，體會了照顧者的辛苦，最後就尊重母親的意願吧！於是我再次帶母親回家，扛起責任，承擔到底。

我照顧母親，她也在啟發我

心情低落時，我很想問母親：「為什麼是我，妳有這麼愛我嗎？」看著母親逐漸消瘦，同時又好心疼。我不懂，母親一生勞苦，老天為何還要折騰她躺這麼久？時間長了，心中很多感受慢慢在轉變，其實子女和父母都各自有一本帳簿，我只要負責我和母親的這一本，哥哥和妹妹也有各自的一本，彼此科目不同互不相干，不要計較誰做多做少，只問自己愛多少。這個體悟讓我內心逐漸釋懷。

母親臥病第六年左右，我忽然體會到，母親正用她最後的生命，緊緊拉住子女們的感情，不讓親情散去。我曾經氣到對手足拋下狠話：「父母在，是兄弟姊妹；父母不在，朋友而已。父死路遠，母死路斷，親情不能選，朋友可以挑。」

走過一段憤世嫉俗的路，很累、很倦，後來是我變了，一切也跟著變了。在母親剩餘的時間裡，大家能一起聚餐，在母親身邊說說笑笑，輕鬆愉快地聊著彼此的近況，這一幕在母親眼裡，才是最美好的情境。

我最後的體會是，母親真的好愛我。外人看來，是我在照顧母親，其實是母親用她最後的生命照護我，我們一家圍繞著母親，生活作息正常，看護行有餘力還會幫我處理家務，讓我們能安穩工作。我本來一直覺得自己是桶箍，繫住全家人，其實最大的桶箍是母親，她無法講出大道理，卻用生命啟發我。

05 無預警的生命考驗，讓人手足無措

失業，反而有時間與家人共度出遊

二〇一七年對我來說，真是太震撼的一年了！

小年夜我被廣播電台無預警辭退，早上六點的開機女王畫下句點。相同的事我遇到第二次，也算是有經驗了，沒問題的。下節目走出播音室，收拾自己的東西，其實就只帶著我的保溫杯回家，餘溫猶存。

我熱愛廣播，但不是我喜歡就夠了。傳統與新興媒體正走在此消彼長的交叉點，營收利潤的壓力大、聽眾喜好的轉變、電台想調整屬性，甚至複雜的人事傾軋，各種因素交織在一起，即使這麼多年我全勤主持，深受歡迎，沒開過天窗且認真負責，但又能如何？再去計較什麼功勞苦勞，依舊改變不了結局，只有老闆最大，有權決定我的去留。

原本規劃的過年特別節目，已向聽眾預告將全家登場，忽然一夕乍變，想好的內容全派不上用場。回到家呆坐飯廳，無意識地亂滑手機，正準備要開心過年的家人，替我抱不平，甚至比我還傻眼。而我出奇地安靜，沉默不語地坐著，這是家中難得的奇景。其實我心中真的沒有憤怒，只是落寞，遺憾事情沒能完滿周全，沒能好好向聽眾告別，粉絲們憤怒地向電台投書抗議，也無法安撫他們的情緒。媒體生態本來就是這樣，主持人都是獨立的個體，節目要結束，確實沒有什麼需要交接，也許是高層欠缺信任，擔心主持人利用公器煽動或批評，所以決然地結束一切。

此時，就能體會到有女兒真好，當我告訴她們媽媽失業時，還在就學的女兒說：「媽咪，不用擔心，妳可以先不用給我們零用錢，我們很快就長大了，可以幫忙，失去妳是電台的損失，妳不要擔心哦！」這安慰的話真的很甜，全糖一百分！家人是我的至親，無論歡喜悲傷都要共享，這就是家庭支持的力量。

長期主持現場直播的帶狀廣播節目，鮮少有空檔安排長時間的旅遊，我一位移居加拿大的同學向我招手：「失業了終於有空，來找我玩吧！」我有點心動，老公也心疼我職場受挫，正想帶我出國走走，就當二度蜜月吧！在一旁的女兒聽聞竟也欣喜若狂，手舞足蹈地跳起來，用興奮的眼神看著疑惑的爸媽說：「不會吧？你們沒打算帶我們去嗎？」先生說：「這是兩人世界的計畫，妳們還要上學，加拿大很遠，不是兩三天就能回來。」女兒不放棄：「我們可以請假，機票我們可以用自己的積蓄支付。」

雖然女兒正值青春叛逆的學生時期，但她們願意自己付錢跟爸媽出國玩，當然就一起去囉！這是一趟難忘的旅程，全家人時間要湊齊，不跟旅行團、不住飯店，好友的大房子讓出一層給我們，行程隨意排，重點是可以去看雪，還有朋友的熱情招待與家人的陪伴，這趟旅行真是快樂無比。

透過旅行沉澱思考，迎接新局

我在加拿大看到台灣的新聞報導，廣播電台陸續解僱許多主持人，我只是第一槍，甚至連開台元老和大咖名嘴都難逃被辭退的命運。此舉好比規模七以上的地震，動盪出廣播的新走向，因為用耳朵聽廣播已無法滿足新世代對視覺影像、聲光音效的重口味，改變是必然，而這只是開端。

旅行真的能沉澱思考許多事，最珍貴的是與孩子在一起的時光。一趟加拿大之旅回來，轉念面對未來新局之際，就接到三立電視台《健康有方》的主持邀約，我就從廣播一腳跨入電視，換跑道主持健康節目，華麗轉身向著新目標奔跑。天助自助，謝謝自己長期累積的人脈，還有在業界的好口碑，「危機就是轉機」、「機會是留給準備好的人」，這不只是勵志的話，更真切在我身上發生。

知名主持人吳淡如曾跟我說：「阿娥，妳是媒體圈少見的零負評，好相處，人和又不錯。」我的座右銘是：「地球是圓的，山水有相逢，寧可人負我，我絕不負人，結善緣不交惡，好聚也要好散。」有點長的座右銘，但我一直奉為圭臬。

小女兒罹患血癌，為生活投下第二顆震撼彈

小女兒小蓁，從小沒讓我擔心過，好吃好睡，頭好壯壯，也沒生過什麼病，卻在高三開學的第三天，爬樓梯上五樓時，忽然眼前一片漆黑，什麼都看不見！

學校打電話通知家長，我帶她到家醫科診所看診，醫生抽血檢查後覺得事態嚴重，要我趕快帶孩子去掛急診，我還說她下週是第一次模擬考，考完再去可以嗎？醫生急促地回答：

「不行！要馬上去醫院。」他還要我認真考慮讓孩子休學，我跟醫生說：「別開玩笑，高三要準備考大學，最後衝刺耶！怎麼可能休學？」

我很懷疑事情有這麼嚴重嗎？轉頭看看孩子，她兩手一攤，一副沒事的樣子。摸摸手中的檢驗單，上面滿是一堆看不懂的紅字，醫生也沒說是什麼病，只一再叮嚀千萬別輕忽。因為她未滿十八歲，建議我們可以帶去兒童醫院治療，台大兒童醫院或馬偕兒童醫院都行，並馬上填轉診單，催促我趕快帶孩子去急診。

已經是午餐時間，我心想，不如先吃飯再說吧！買了便當和小蓁坐在客廳吃，她看起來精神還好，母女倆互看一眼，覺得很掙扎，需要去急診嗎？醫生會不會太誇張了？升高三準備學測，壓力大喊頭痛，太累了導致貧血，這會是什麼大事嗎？但小蓁的確頭痛了好一陣子，吃止痛藥也沒用，嘴唇白如雪，手腳也很蒼白。為求心安，我決定不猜了，帶孩子跑一趟急診，親自找出答案。

急診醫師看到我們帶來診所的檢驗單，表情凝重緊抿著嘴說：「要重頭來！全部都要重新抽血確認！」看來事情真的有點大條，原來小蓁大腿上莫名出現的瘀青是最大疑點，瘀青很大一片，按壓卻不痛，我叫她走路小心點，不要老是撞到東西，她喊冤說沒撞到呀！她也不知道為何會瘀青，結果看來真的不是碰撞造成的，得追查原因才行。

醫生讓我們做住院準備，老公已經從公司趕到醫院，讓我能夠先回家拿東西，同時我把檢查數字傳給熟識的小兒科醫師黃瓈寧，請他幫忙看看發生什麼事？黃醫師告訴我，馬偕兒童醫院血液腫瘤科的團隊很強，叫我放心，再三叮嚀不要聽信江湖術士，現在醫學很進步，全身性的疾病一定要看數據，要相信醫學，他要我好好地陪孩子走這一段路，一定沒問題的。我聽得一頭霧水，不懂是什麼意思？所以到底是什麼病？黃醫師說：「是血癌！」

黃醫師說還要再進一步檢查，因為血癌有分很多種，主治醫生會再跟我們詳細說明。當時我正在開車回家拿東西的路上，停在路邊講完電話，呆坐在車內不知道過了多久，聽到「血癌」兩個字後，彷彿時間瞬間凝結，覺得自己無法動彈，滿腦子充滿問號，心中呼喊著：「不可能！」「怎麼會？」小蓁從小就是健康寶寶，我們家庭生活作息正常規律，每天我都開伙下廚還自製便當，怎麼可能會得血癌？

等回過神來，我趕緊打電話給還在急診室陪小蓁的先生，告訴他黃醫師說的話。我深怕嚇到孩子，交代他先別說，這種叮嚀真可怕，我都嚇壞了，他一定也是，但還要他保持鎮定地面對躺在急診室、全身蒼白的小蓁。

當下我已經承受不住了，我需要找人說話，腦子當機不知所措，需要有人幫忙。我打電話給妹妹，開口就哽咽，艱難地說出：「怎麼辦？小蓁得了血癌！」妹妹在電話那頭，大叫一聲：「啊！怎麼這樣？為什麼？」我感覺到她正站起來跳腳，哭得比我還大聲，我跟著哭喊：「為什麼是小蓁？為什麼會是她？」我生氣地敲打著方向盤，大哭了起來，兩姊妹生平第一次，在電話兩端放聲同哭。過了好一會兒，情緒獲得抒發後，我深呼吸調整自己。我先把驚嚇丟給先生，再把不安丟給妹妹，丟出震撼彈後，我緩緩把車開回家。

沒有選擇的權利，只能坦然面對

我像一隻戰敗的公雞，身體沉重、腳步蹣跚，打開衣櫥拿衣服，走進浴室拿牙刷、毛巾，振作精神，帶齊住院所需，非常不真實的一天，宛如一場噩夢的開始，我實在不想面對。

住進兒童醫院的雙人病房，第一晚小蓁身體很不舒服，還需要緊急輸血，她喝的水、吃的東西都要秤重量，連尿尿都要記錄排了多少毫升。陌生的環境，身上的注射針管，加上這一陣子以來的身體不適，小蓁極需要休息，但是隔壁床的小孩持續哭鬧，護理師每隔三十分鐘到一小時就進來察看，我本就淺眠，這麼多的干擾，我們母女倆幾乎整夜沒睡好。

早晨頭昏腦脹的，護理師交接班後，早班進來換點滴，交代血癌治療所需的準備，我急著跟護理師眨眼睛打暗號，想要護理師先不要說，因為我還沒想好怎麼跟孩子講。小蓁馬上抬頭，眨著那對聰慧的眼睛問我：「所以我真的生病了嗎？」

既然無法閃躲，就只好直接面對。我打開手機，給她看我從醫生螢幕上拍下來的照片說道：「這是妳的血液細胞。」

她一看便說：「這個細胞核壞掉了，中間散開來了呀！」我說：「對！妳的細胞生病了。」小蓁忽然很有元氣地跟我說：「妳看吧！就跟妳說我不舒服，妳還叫我吃止痛藥去上學，還說我裝病。」我辯解：「媽媽沒說妳裝病，我以為是課業壓力症候群！我不知道妳到底是怎樣不舒服。」護理師幫忙打圓場：「治療就好啦！醫生叔叔很厲害的。」

護理師接著說：「媽媽，妳知道治療有可能會掉頭髮喲！」小蓁摸著她的一頭長髮，我真怕她會哭，沒想到她說：「酷！我早就想剃光頭，看看是什麼感覺。」

媽呀！她的反應超乎我的預期，在我還沒想好怎麼說的時候，她已經嗅到氛圍，也許是因為隔離治療，她已經感覺到事情不簡單，再加上病房到處可見沒有頭髮的小孩，她大概也能猜到幾分。反正早晚要面對，既然無法選擇要不要罹癌，那就陪她一起面對，我們選擇不隱瞞病情，即使不是在凡事都準備好的時刻，我仔細地跟孩子說明病況。

馬偕醫院小兒血液腫瘤科醫師梁德城教授經驗豐富，小蓁很快就確診是「急性前骨髓細胞白血病」（APL），幸好現今醫學進步，已發展出類標靶治療的藥物，成功治癒的機率很高。有權威醫生的明確建議，抓緊時間，我們二話不說決定即刻開始治療。

最棘手的不是疾病，而是恐懼

從急診室到病房，小蓁沒哭也沒抱怨，照表操課進行治療準備，直到第三天她崩潰了，因為見到從小琉球回來的姊姊。在發病住院第一天時，姊姊剛出門旅遊，接到我的電話通知小蓁得了血癌，當時她和朋友正在打保齡球，震驚到球差點掉地上，急忙想趕回來陪妹妹，但三天行程才開始，我告訴她，我們在醫院有醫護人員協助，人多也幫不上忙，就安慰她先依旅程走下去吧！有狀況隨時會告訴她。

姊姊結束旅遊，回程直奔醫院，小蓁推著掛滿瓶子的點滴架，從廁所出來，看到姊姊就忍不住嚎啕大哭了起來，姊妹倆緊緊擁抱，小蓁哭訴著脖子上的中央靜脈導管好痛，身上還起了好多疹子，嬌小的姊姊踮腳抱著她拍拍：「好可憐，姊姊秀秀！」小蓁邊哭邊說：「妳好臭哦！」姊姊說：「小琉球很熱啊！我還沒回家就來了，忍耐一下啦！是妳要抱我的。」

小蓁連日來的堅強，原來不是真的，只是因為不想讓爸媽擔心，一直忍著情緒，看到姊姊才滿腹委屈全湧上心頭，哭到眼淚鼻涕停不下來。

哭吧！就讓情緒宣洩一下，後面還有好長的路要走，這只是序曲。

我退到一旁，拿起手機錄下這一幕。夫妻倆看著這對姊妹，慶幸她們有手足，因為父母就是父母，孩子還會需要不同的關愛，在姊姊面前，她的情緒有不同的慰藉。這段影片發布上臉書，加上多位暖心記者的報導，很多人跟著我們掉淚，也給我們鼓勵和祝福，這畫面至今我仍是每看必哭，藏在記憶深處的傷痛馬上跨越時空浮現腦海，這應該是父母永生難忘的時刻吧！其實治療的本身並不可怕，可怕的是不安的心。

我被「血癌」一詞嚇壞了，二十年前APL是所有血癌中最棘手也最凶險的，因為在化療過程中極易造成急性內出血或是血栓，若發生在腦部，就會死亡，若在內臟出血，也難以止血。據說早年的治療非常痛苦，因為藥力會將人完全擊倒，免疫力幾乎完全喪失，病患需要獨自關在無菌病房中治療，癒後再復發的風險也是頗高。

一九九〇年前，APL十年以上長期存活率只有兩三成，化療期在前三十天的死亡率也很高，現在則有類標靶藥，搭配雞尾酒療法，注射三氧化二砷（Arsenic trioxide，俗稱砒霜）到身體裡，讓血液中未分化的不良細胞凋亡，再服用A酸，促進血液細胞正常分化，此治療的成功率高，病患也輕鬆許多。醫療的進步令人嘆為觀止，但「恐懼」無藥可醫，負面思考傷人於無形，我決定要撥開烏雲，抱著只能成功不能失敗的決心，樂觀積極面對。

忙碌之餘，仍要好好處理內心的情緒

照顧小女兒還得兼顧工作，我和先生總是分隔兩地，一個在醫院，一個在家裡，隨時補位交換，還有大女兒加入排班輪流照顧。在醫院，我們總是嘻嘻哈哈有說有笑，讓憂慮的情緒能夠舒緩，在眾人眼裡，我們是充滿歡笑、有愛互助的模範家庭，這不是假掰，而是不願意把力氣花在擔心和沮喪上，因為沒有建設性，但內心的情緒終究還是要面對處理。

有一天晚上，我從醫院打電話給老公，交代他要帶些衣服來交接班，手機響了許久才接通，我被電話那頭濃濃的鼻音嚇到，急著問：「你怎麼了？」老公久久說不出話，我明白了，他有情緒。夫妻倆停頓許久，還是我打破沉默，安慰他，他才哽咽地說：「我正在向菩薩祈求，家裡好安靜……」

我們在電話的兩端哭泣，其實有好多話，見面時不敢在孩子面前說，許多心中的疑慮和對未知的擔憂害怕影響彼此，更不願意讓孩子看見父母的悲傷，憋著不捨的情緒，努力維持正常作息，在醫院忙沒有時間多想，一個人回家就是考驗，待在空蕩蕩的屋子裡，只有自己待在安靜的客廳，感覺非常不真實。

打開電腦，上網查醫學資料、放空隨意按著電視遙控器；洗完澡呆坐睡不著，在屋裡走來走去；無意識地滑著手機，原來我們夫妻倆各別在家時都做著相同的事。因為愛和擔心，存放在心裡的情緒，輕易便被勾起，我們努力把淚水藏起來，懷抱著希望，期待有一天孩子能重拾健康，回到家裡，這個家才能重新燃起生氣。

我們是無話不談的夫妻，特別是在睡前，會牽著對方的手說說一天工作和生活上的小事，但孩子生病了，身為父母要輪流住在醫院，連睡在一起的機會都沒有，要怎麼說心裡話？要如何安慰支持彼此？忙碌和不安會削弱意志，只能在有人手幫忙照顧小蓁時，走到病房外，站著聊聊進度，商量事情，過渡期也只能暫時如此了。

曾經我問醫生，小蓁為何會罹患血癌？是我沒照顧好她，還是遺傳上有什麼問題？劉希哲主任醫師說沒有人知道答案，不要想太多。舉例來說，罹癌就好像有兩個開關，有種種因素造成一個開關開啟，但只要另一個開關是關閉的就沒事，不過在某種機率很小的狀況下，兩個開關會同時打開，引發疾病。醫師安慰我：媽媽不要自責，這是她自己身體的狀況，眼前只要專心配合治療就可以。

但做媽媽的免不了還是會多想，是不是課業壓力太大？還是人際關係相處有什麼問題？或是小蓁因為自我要求無法達標而沮喪？還是她無力改變環境的抗拒？我想不出答案，此時也無力去追根究柢，只能暫時放在心裡。

畢業照不缺席，團體照場景改在醫院

小蓁是高三上學期一開學就發病，學校的畢業紀念冊還沒完成，小蓁這一班的團體照還沒拍，正在隔離治療中的小蓁無法到校，獨缺一人的班級照，想來有點心酸。感謝內湖高中周痦竹校長的幫忙，讓全班同學包車到醫院來，醫院也熱心促成，開放一間大會議室，讓小蓁和這群高三同學，在醫院拍下終身難忘的畢業照。

拍照前，我在家先把襯衫和百褶裙熨好，掛在衣架上，平整地放在車上帶到醫院。小蓁每天二十四小時在醫院生活，日日穿著寬鬆的衣服，吃我親手準備的餐點，不知不覺養胖了些，加上服用類固醇後的月亮臉，穿上校服的小蓁直說：「完蛋了，我是誰？這張臉是誰？

裙子都扣不上了，怎麼會這樣？」她吵著要減肥，說今晚不吃了，我當然不答應，什麼時候了還減肥，生病需要本錢，體重不能少，我微笑安慰著她說：「妳很漂亮呀！」

要與好久不見的同班同學見面，一早小蓁就興奮得起床梳頭打扮，穿著學校制服在病房裡走來走去，本該是在學校的場景，硬被拉到醫院來，看在眼裡還是有點心疼。護理師走進來幫忙，先把手上的注射劑拔除，保留針管在手上，再用膠帶固定避免碰撞，看到小蓁穿著制服，還稱讚她：「妳真的很高挑！穿裙子看起來腿更長了，小美女去拍畢業照吧！」

同學們從醫院電梯裡出來，魚貫走進醫院會議室，一看到小蓁，你一言我一語就聊起來了，同學們還製作手板幫小蓁加油，小蓁的主治醫師和兒童醫院院長都來到現場，導師和校長也陪著大家一塊兒說話，看得出來所有人都努力讓場面歡樂起來。

同學們輪流對小蓁說祝福的話，班長被指定先說，一開口就是早日康復，被恥笑沒新意，大家陸續答腔互動起來，化解略顯尷尬的場面。校長不忘提醒大家健康的重要，小蓁前一天還在學校，隔一天就進了醫院隔離治療，健康不是理所當然，不要因為年輕就任意揮霍，生病也不是老年人的專利，熬夜損傷的是自己，這是一堂生命的課程，希望同學都能有所收穫，愛惜自己、珍惜健康，小蓁的治療需要花一點時間，但很快就能展翅高飛。

終於來到大合照時刻，全班同學齊聲為小蓁加油！我忙著幫大家拍照，試圖掩飾內心澎湃的情緒，誰會料到小蓁的高中畢業照居然是在醫院完成。短暫的拍照時光，彼此眼神交流、擁抱拍肩、耳邊叮嚀，但終須一別，同學們還要回學校上課，小蓁振奮地跟大家說：「雖然我會慢一點，但我很快就會趕上哦！」

歡笑聲猶在耳邊迴盪，同學們一一走向小蓁道別，為她祝福加油，終於有人沒忍住淚水，就像瞬間快速傳染的花粉熱，大家眼眶鼻子都紅了起來，幾位女同學抱著小蓁哭，小蓁還安慰同學：「沒事哦！我很好，只是沒辦法去學校。」

沒辦法去學校，走一條辛苦孤寂的路，雖然有家人陪著，但這真的不是她想要的。

懷抱目標，治療同時兼顧正常生活

一般拖著行李箱都是出國旅遊住飯店，我們則是住進醫院大飯店。為了陪小蓁接受治療，需要長住醫院，我把用得上的家當都帶著，住在醫院時也發現，許多病童作息不正常，有些是因為用藥的關係，不舒服睡不著，有些是因為父母寵愛的關係，任由孩子晚上不睡覺，打電動看電視，所以上午時間病房經常靜悄悄，很多病童和家屬都還在補眠。療程是必須的，但規律生活更重要，我跟小蓁討論要用什麼樣的態度接受治療，首先就是作息規律、三餐正常，治療以外的時間也要充分運用，住院不無聊，身心才健康。

認真和小蓁討論住院的權利與義務，包含學校課業與未來升學。小蓁在校成績還不錯，高中三年級新課業並不多，重點在準備學測，我希望孩子能跟上同學的腳步，既然學測已經報名，建議她如期參加考試，但她不是很樂意，覺得已經生病了，我還不放過她。爸爸也與她討論分析了優缺點，休學最簡單，放棄最容易，但當同學都順利上大學後，大家各奔東西，她會很孤單，隔年再考雖然也可以，但孤軍奮鬥是很吃力的。

正巧我們在病房也看到一個例子，有一個大男孩因復發入院，他的媽媽語重心長地分享他們的經歷，大男孩在高中休學治療，不是在醫院就在家裡，狀況好些也沒事做，時間多到發慌，偶爾去打工，也認識不到什麼朋友，反而結識了一些遊手好閒的人，常相約混在一起，喝酒、抽菸樣樣來，沒有正常的作息，父母講不聽也說不動，所以癌症又復發了。

沒有人生的目標，竟影響了他的命運，他媽媽生氣又心疼，覺得真是不見棺材不掉淚。這是小蓁親眼所見的例子，因此在沒有更好的想法前，只能半推半就地照著父母的建議，請同學幫忙利用手機視訊上課，她本來覺得不好意思欠同學人情，我說不要害怕麻煩別人，將來有誰需要麻煩妳的時候，妳再幫忙就好了。人與人之間就是有來有往，小蓁能和同學維持連結，對未來人際關係的發展也是正面的。

為了鼓勵小蓁，先生特別為她買了全新的筆電 MacBook Air，這是全家人同意的特別寵愛。首先派上用場的時刻，就是與同學同步上課。小蓁剛開始上課很興奮，準時坐在電腦前等同學連線，人在醫院、眼睛可以在教室，有一種實境秀的樂趣。當時是二〇一七年，我們早在新冠疫情前就開始遠距上課，同學們會排班輪流幫忙，也會相約到醫院探視，雖然能聊的時間和話題有限，但同學鼓勵的情誼還是比長輩親友的關心力道更強。

同學的鼓勵，是療程中的快樂時光

治療其實沒有想像中輕鬆，特別是在每次注射脊髓背針後，小蓁會頭痛到無法進食或站立，只能躺在床上動彈不得，早上再叫她上課，簡直是要了她的命。為了不辜負同學的美意，通常還是會打開電腦放著，醫生巡房看到，大讚小蓁很認真，其實我們很清楚效果有限，只是不想放棄與外界的連結，私心希望她能得到同儕的認同和鼓勵。有些東西是父母無法給予的，非常感謝同學的協助，讓小蓁的心能在學校和大家在一起，感覺不孤單。

治療期間，身體免疫力會變弱，任何外人的探訪，都有可能不小心把細菌帶進病房。為了保護癌童，病房嚴格控管探訪人數，一次只能有兩人進入，但同學和社團朋友總是相約一票人同行，幸好隔離病房外還有家屬休息廳，我就幫小蓁做好全身防護，戴好口罩，一群年輕人跟以前一樣談天說地，彷彿時光倒流，回到生病前的歡樂。

我把空間留給孩子，獨自待在病房等待，怕小蓁沒體力，才偶爾走出來看一下，見他們聊得開心，我就準備點心飲料感謝大家，這是苦悶治療中的幸福時光，等大家離開醫院回去，小蓁整個虛脫無力，疲憊不堪。問她為何要硬撐？她說大家都那麼開心，不想掃興。本想責備她不懂照顧身體，想想作罷，這是她的精神支柱，是家人無法給她的歡樂，反正人在醫院，累了就可以休息。

小蓁治療後體力大不如前，光是聊天就很累，甚至連走回病房的力氣都沒了，我一手扶著她，一手幫忙推點滴架，幫她躺回病床上，整理好點滴管線，順好方向，避免壓到手上的針管，再回頭看小蓁，她已經閉眼秒睡。看她睡得香甜，晚餐就算了，餓了再說。

兒童病房有附設專責輔導老師，協助住院孩童的課業學習。徐老師幫我們與學校協調，用其他方法完成學校課業，並準備參加大學學測。學校沒遇過這樣的案例，特別開會研議，讓小蓁在醫院治療期間，能以看影片、閱讀書籍並繳交學習報告的方式，即使無法到學校上課，也能完成學業拿到畢業證書。

對於年幼的孩童，教育部還提供專屬家教，家長可申請運用，特別是治療後和回學校前的準備。很多孩子可能需要兩三年的時間才能完成治療，這段期間病童需要許多學習資源進行補救教育，因此輔導老師的工作很重要，在住院期間提供教育及遊戲的相關資源和素材給家長，協助癌童學習不中斷，也能讓辛苦的父母喘息一下。

治療有一些心法，例如：小小孩靠轉移注意力，大孩子需要靠意志力。這些經驗法則，都在事情剛發生的時候成為我很棒的參考，產生最大作用，避免情緒打結、鑽牛角尖。

轉個彎，看見不一樣的風景

每個孩子的個性、特質不一樣，小蓁個性獨立內斂，需要給她時間和空間，父母只要退一步看著她，讓她知道我們都在，需要協助再說就好。我把她當大人一樣討論病情，但把她當小孩一樣呵護飲食起居，明確讓她知道有強大的愛在支持她，陪她走這一段路，成為她堅定的靠山。

法鼓山創辦人聖嚴法師曾說過一個故事，有次，他飛到歐洲拜訪天主教教宗，當時他的年紀已經不小，其中一個參訪行程需爬上一座中古世紀的老教堂，這座教堂很高，沒有電梯，只能沿著又窄又陡的階梯爬上去。當旁人都氣喘吁吁時，他卻若無其事地抵達最高點。當時很多比他年輕的人都在想：法師是不是練過什麼特殊功夫呢？聖嚴法師說：「我只是專注在當下這一步，不會擔心我還沒走到的地方，或是回頭往下看已爬了幾階，就這樣，一步一步，我爬完了階梯。」

小蓁還年輕，未來路還很長，做父母的必然全力救治，毫無懸念。我們懷著希望，遵照醫生指示一步一步向前，只要今天比昨天進步一點，就是往好的方向前行，不用好高騖遠要立即抗癌成功，就算經歷一點波折，也要維持戰鬥力，**儘管內心仍有一絲擔心害怕，但隨時提醒自己不要杞人憂天，專注在當下這一步**。

有手足的家庭還有另一個考驗，生病的孩子容易得到特權和疼愛，沒有生病的手足很容易被忽略，甚至被要求必須禮讓生病的手足，無形中成為被犧牲的一員，這個發現讓我提醒自己，不可忽略任何一個孩子，疼愛可以，溺愛不宜。

回頭審視來時路，原來一切都是最好的安排。小蓁罹癌前，我被廣播公司辭退了，卻開啟了電視節目的主持工作。電視作業和廣播不一樣，開棚錄影一天就能完成一週的節目量，我不必每天開麥主持晨間廣播，讓我在小蓁罹癌需要照顧的時候，能有充裕的時間在醫院陪伴，一家人分工排班，與小蓁一起完成八個月的療程。慶幸自己當時不糾結，轉個彎才能看見不一樣的風景。

06

生命中的困境，未必都有原因

為什麼總是扮演照顧者的角色？

我的兩個女兒都是我這一生很大的功課。

大女兒菱菱從出生就考驗不斷，自幼夜啼、瘦弱、體虛、胃口不佳卻又活力旺盛，身高、體重與同年齡的小孩差距頗大，尋訪名醫後確認無特殊疾病，但卻是非常顯性的成長遲緩。因為成長曲線超級低標，入學後多次被學校通知女兒營養不良，並要求父母莫輕忽，一定要帶孩子就醫，殊不知她已經看過多少醫生，做過許多檢查，從腦波、心臟、腸胃、代謝到罕見疾病一路追查，都無法解釋她的狀況，也無具體方法改善她的成長遲緩，從中西醫治療到民俗療法，只要聽說有效我們就去嘗試，仍未見轉好，最後只能順其自然。

我曾被取笑怎麼把女兒養成這樣，內心非常自責，也懷疑是否是遺傳基因出了問題，重複檢查確認染色體正常後，我告訴自己必須放下，停止非要找出原因來治療的想法，開始朝健全心理努力——嬌小不是病，決定不再一直就醫，讓孩子覺得自己有病。

女兒到了國中階段進入青春期，接受專業醫師建議，再度嘗試自費注射生長激素，想著也許會有所改善，也是給孩子一個機會，但經過一年的嘗試，結果仍不如預期。花錢事小，天天幫女兒打針才心疼。我問自己，也許孩子根本沒問題，有問題的是我，因為自己也是嬌小體型，一種內心深處自卑的投射，深怕孩子像我一樣，怕錯過治療、怕養得不好、怕被責備怪罪，所以才一直在找答案，拉著女兒團團轉地瞎忙！

最終，還是要放下對身高的罣礙，認清事實：女兒長得甜美可愛、四肢健全、溫暖貼心，像我一樣嬌小又如何？真的很難接受嗎？但這個歷程對我而言真的很難，只是再不甘心也要面對、坦然接受。

這段十年漫長的煎熬，都寫在我的第一本書《靠你媽的關係》中，我沒想過要賣慘，也不是要討拍，只是沒想到我的第二本書，寫的是我後來更精采（或更慘？）的照顧人生，而被照顧者除了母親，還有小女兒和妹妹。我的確不明白為何我總是在扮演照顧者的角色，是老天揀選，還是命中帶「賽」？我很想知道原因，為什麼總是我？

接二連三諸事不順，這已經不是水逆而已，而且都是我最親近的女眷需要我照顧。命理老師建議我要看個風水，還有人說祖墳也要瞧瞧，但我真的累了，知道原因就能改變結果嗎？我的確曾經好奇地想找答案，但一向堅持的金牛座在耗費心力後，我問自己真的需要外求一個說法嗎？越說越複雜的堪輿座向，越聽越離奇的冤親債主，累世的糾葛我不知道，更非我能力所及，尤其是接觸過一些神棍和自稱能人的異士，欠缺同理心、沒有愛沒有溫暖，甚至利用人的惶恐不安來斂財，當下我覺得好失望，彷彿全世界的負面能量都聚集在自己身上。

小蓁罹癌要申請重大傷病卡時，我哭了，站在健保局櫃台拿著一張Ａ４紙止不住淚水，哭到擤鼻涕還嚇壞櫃台小姐。她小小聲地想安慰我：「沒事啦！只是重大傷病卡，會好的，祝福妳哦！」如同傳道般的祝福台詞，對於當時滿心怨懟、疑惑的我，一點都沒有起到安慰的作用，我實在不願意相信，一向身體健康、健保卡沒用過幾次的小女兒會得重病？自幼胃口好、睡得好又長得高，不可能是營養出了問題，那究竟是為什麼生病呢？難道是課業壓力太大或運動不夠？連醫生也說不出個所以然，勉強擠了一句：「也許是因為整個大環境的汙染吧！」例如：喝太多手搖飲、環境荷爾蒙或居家裝潢的化學物質等。但我根本從不幫女兒買手搖飲，也不認為是其他的原因，我想追出個究竟，主治醫生告訴我，現在不是查原因的時候，而是要全心全意治病！我這才猛然被敲醒。

信念，是最強大的力量

每次入住醫院大飯店，關在病房真的很悶，最多只能到病房外的長廊散步走走，我開始認識一些家長，交流彼此經驗，小蓁總是靜靜地跟在我身邊。

我們很幸運地得到許多有力量的祝福和關心，包括我的老闆張小燕，她心疼孩子，特別來探視，還提著大包小包的禮物到醫院，兩個女兒開心地打開禮物，卻滿臉疑惑，怎麼袋子裡有這麼多小小孩的禮物？從一歲、兩歲、三歲、五歲、八歲的禮物都有，小燕姐難道不知道小蓁是高中生嗎？其實是小燕姐特別用心，她要小蓁在兒癌病房當孩子王，散播歡樂散播愛，小燕姐的大愛延伸到更多孩子身上，交代小蓁有空多關照其他孩子，和他們做朋友鼓勵他們，雖然這不太像小蓁的個性，但她記下這份愛的延伸，更佩服、感謝小燕姐的溫馨關懷，愛屋及烏。

治療過程中，在體能允許下，小蓁會在病房長廊多逗留一陣子，看到小孩就跟他們玩，然後依照年紀送禮物給癌童，再將孩子的笑容拍照傳給小燕姐看。小小孩都好喜歡禮物，他們的父母長輩知道是小燕姐送的，更是欣喜若狂，竟能得到綜藝大姐大的祝福。因為小燕姐交代的功課，在治療期間增加許多情誼的流動，認識更多個案家庭，建立彼此支持的力量。

純潔的孩子有著天真的幻想，小學一年級的小帥哥小柏，拿到恐龍貼紙好開心，他把貼紙貼在胸口上，要叫恐龍把壞東西吃掉，想像著這樣就能恢復健康，我們也跟著附和：「對呀！好棒！把壞東西吃掉，身體就會好了。」幾個月後，小柏媽媽開心傳訊息告訴我，小柏真的沒事了，癌細胞怪獸消失，他痊癒了，令人高興不已！

原來信念會有強大的力量，只是年紀越大懂得越多，恐懼反而更大，純潔無瑕的心念，給了恐龍貼紙神奇的力量，牽引著病患走向康復的道路。

治療中的美好插曲

對面病房有一位來自蒙古國的十四歲女孩小蘭，她已在蒙古及中國看過許多名醫但成效不彰，抱著最後一線希望來到台灣尋求治療。她在蒙古就讀美國學校，學業成績優異，立志要當蒙古的第一位女總統。她不懂中文，但會說英文，可是在台灣的病房，和大家語言不通很難交到朋友，於是護理師請託小蓁和小蘭做朋友，剛開始小蓁覺得，都已經自顧不暇了，還有餘力照顧別人嗎？護理師一直說小蘭很可愛，在這裡沒有朋友，希望小蓁可以用英文和她交流。小蓁記得小燕姐交代要幫助人，就展開雙臂接受請託吧！

於是小蓁邀請她到自己的單人病房看影片、聽音樂，小蘭是個討喜的女孩，她們很快就成為好朋友，後來得知小蘭可能需要在台北長期治療，小蓁還上網幫她找尋美國學校的資訊，帶她看捷運地圖，推薦台北美食，相約治療空檔再一起出去玩。

蒙古人在台灣沒有健保，要面對長期昂貴的自費治療，縮減開銷是必須的選項。他們選擇住在一般的三人病房減少負擔，但陪病的父親身材高大，加上另一位會說中文的舅舅，窩在狹窄的空間，吃睡都顯得很憋屈。有小蓁這個異國朋友陪伴，小蘭在病房的日子變得有趣多了，在我們病房玩樂時，她的父親和舅舅可以補眠，一個睡病床、一個睡陪伴床。護理師和醫生來查房巡視時，就一起為兩個少女注射及給藥，我也一起照看她們；醫院的伙食不夠美味，就多外帶一份餐給小蘭，一盒咖哩牛肉飯看她吃得好香甜。有人互相陪伴，讓病房的時間過得比較快，是治療中美好的插曲。

小蘭長髮過腰，為了方便治療，想和小蓁一樣剪成短髮。雞婆的我立刻找來電視台的美髮師，到醫院幫小蘭剪頭髮，有愛心的美髮師幫癌童剪髮分文不取，獻上真誠的關懷。一群護理師和實習醫生，圍在我們的病房裡看熱鬧，護理師提醒台灣有習俗，長髮過腰得看日子才能剪頭髮，沒想到蒙古的習俗也有剪髮禁忌，於是找來農民曆翻閱，正巧今天就是好日子，真是擇日不如撞日。美髮師用心將長髮綁成一條長辮子，一刀剪下，小蘭爸爸彎腰撿起這一長束的頭髮，用病房裡最容易取得的嘔吐袋裝起來，小心翼翼地收藏著。清新短髮再綁上一支小沖天炮，小蘭覺得非常舒服，那天病房裡格外溫馨，洋溢著眾人的祝福與關懷。

來自同病相憐的神奇緣分

一個陰雨的早晨，小蘭身體不適地躺在治療室，看她臉色蒼白，小蓁與她僅聊了幾句，就讓她趕快閉眼休息。下午未見她在病房內，才得知她因內臟出血須緊急手術，晚上見到小蘭爸爸與舅舅神色緊張地在休息室踱步，因為開刀後發現內臟多處出血，無法止血，醫生已束手無策，只能直接縫合靜待奇蹟，狀況非常糟糕。

兩個大男人在休息室焦躁不安，我幫他們向醫生請求，特別通融讓家人用溫馨喊話陪著小蘭，趕忙讓遠在蒙古的小蘭媽媽和妹妹錄音，用鼓勵打氣的話語呼喚她，小蓁再用手機軟體剪接成循環檔，將手機拿到加護病房，放在小蘭床邊播放，為她加油，讓母親和妹妹的聲音陪伴她。忙到大半夜，兩個大男人還沒吃飯，我只有一包麵，小冰箱有點青菜和雞蛋，就隨便煮煮分成兩小碗，勸他們要吃才有力氣守著。囫圇三兩口吃完後，小蘭的父親捧著空碗掉淚，我不知如何安慰，只能接過空碗，勸他們要瞇一下。就在加護病房外，小蘭爸爸與舅舅兩人相對坐在椅子上，搓著手指低頭不語。

這是個不安的夜晚，除了默念祝禱，什麼事也沒辦法做。這夜我睡得很淺，心裡掛念著小蘭，凌晨感覺有人進來我們的病房，放了東西在桌上，我以為是護理師巡房所以沒起身，醒來發現桌上放著小蓁借給小蘭的髮夾和髮帶，原來是小蘭舅舅拿來還的，我看著小蓁深嘆一口氣，兩人不自主就流淚了，我們知道小蘭走了。

小蘭的母親剛生產完還在坐月子，聽聞消息便趕忙從蒙古搭機，經香港轉機來到台灣。小蘭的母親因為心臟不好，怕自己承受不住情緒起伏，到醫院前還先去買藥，吃了藥再來醫院和我們碰面。小蘭曾告訴母親，在病房認識了新朋友小蓁，讓她在台灣得到許多快樂及溫暖，小蘭母親在醫院大廳看到我們一家人，就紅著眼眶握著小蓁的手致謝。她滑閱我們手機內與小蘭在病房的生活照片，感恩小蓁在小蘭的最後時光當她的好朋友，得知女兒最後一段路不孤單、有人陪伴，她深感寬慰，小蘭媽媽說：「小蘭已經回到草原了。」

在太平間看女兒遺體時，小蘭媽媽情緒平靜，她說女兒就像睡著一樣祥和。在台灣短暫停留期間，我們也略盡地主之誼，陪伴小蘭的爸爸、媽媽、舅舅協助處理後續，他們也真誠地邀請我們到蒙古玩，小蘭爸爸還說要送小蓁一匹馬當作酬謝，據說這是價值相當一部汽車的厚禮。這個神奇的緣分，來自同病相憐的醫院治療，在癌症病房內傳為佳話。

小蘭的母親有堅忍的毅力，產後未癒就遇上大女兒因病客死異鄉。她說蒙古的女巫師曾算出小蘭的年限，說她其實是一個精靈，只是來人間玩玩，還說她見不到女兒最後一面，沒想到一語成讖。因為還有年幼的女兒要照顧，她必須轉換悲傷化為力量，才能支持自己繼續走下去。我不清楚傷痛會有多久，如何能有效轉移注意力，因為我知道，午夜夢迴時，是人最脆弱的時刻。

戛然而止的生命樂章

高壯的小俊身高一百八十公分、體重一百公斤，和小蓁同年，生日只相差一天，他比小蓁早一年發病，之後就幾乎以醫院為家。護理師幫小俊和小蓁兩人一起在醫院慶生，這是第一次，但也是最後一次。這一年來，小俊已用過許多標靶藥及還在實驗階段的新藥，但再積極也無效，他的母親經常躲在茶水間哭泣，這是許多父母偷偷拭淚的地方。

小俊媽媽是一位非常勤奮的家庭主婦，小俊是雙胞胎弟弟，哥哥兩年前意外過世，小俊發病前的暑假還在打工，畢業旅行後感覺身體不適，才確診羅癌。失去孩子的痛還在，眼前的孩子又病重，小俊媽媽甚至不惜想一命換一命來救治兒子。嘗試過許多治療後，屢戰屢敗的小俊不願再受苦而想放棄，但母親無法接受，哭到泣不成聲。

我握著她顫抖的雙手，一句安慰的話也說不出來。我曾想，堅持奮戰究竟對不對？如果會好當然要賭一把，如果根本不會好，那麼過程中受的苦、付出的代價又算什麼？矛盾的是，不走到最後，沒有人會知道答案。我曾勸小俊媽媽，考慮讓兒子決定自己的人生，因為我們不是他，無法理解他的痛苦；然而，我也不是小俊媽媽，又怎能知道她的心痛呢？真該叫自己閉嘴，不該一時嘴快說出來，害小俊媽媽又哭了一場。

小俊最後還是放手一搏接受治療，幾經病魔摧殘的身體瘦弱不堪，體重已經少掉一半。看著他像小嬰兒一樣蜷曲在床上，即使機會渺茫，仍努力為母親再堅強一次，但終究還是敵不過命運的安排。

小俊是我唯一參加的癌童喪禮，在告別式上，我看見他的同學們，一群剛高三畢業、即將各奔前程的大學新鮮人，離校前的最後聚會卻是在同學的喪禮上，用著生疏的動作上香、鞠躬、向家屬答禮，這應該是他們初次體認到生命的重量與無常。我坐在最後一排，望著黑衣大男孩們哭泣抖動的肩膀，心酸小俊的時間就此靜止不動，只能將最後健康的身影留在高中畢業紀念冊裡。

年輕學子的喪禮，只有家人和同學參與。人都會死，在最後一刻的告別式上，要告別的究竟是什麼？想見到的人是誰？較前衛的現代人甚至還舉辦生前告別式，想親自看一看會有誰來，聽聽親友會說什麼，甚至在人生畢業典禮上辦一場歡樂的派對，一切和解也都放下。儀式的過程中，更重要的是確定一切都結束了，逝者已卸下一生勞苦，恭敬接受道謝、道愛、道歉、道別。但人生下課前一定有非見不可的人、非要化解的事嗎？在生死面前，這些真的很重要嗎？我捫心自問，其實這一切都不重要了，**活在當下才真切，過去的無法改變，未來的還沒有發生，想太多都是徒增煩惱，人生的精采不在長短，而在是否認真度過。**

我和小俊媽媽的互動也漸漸畫下句點。曾經我們天天見面，互相安慰取暖，小俊離世後，原本LINE上的問候，從文字變得僅剩貼圖回應，最終已讀不回，我們不再有共同的話題。我想這其中的轉變，不是因為無情，而是當她看見我和小蓁，就會想起她早逝的孩子而引起悲傷吧！過去在治療的路上，我們能夠相互扶持，當孩子走了，自然就會想切斷，不願再回顧那段傷痛的記憶。這讓我想起曾經唱過的合唱曲〈遺忘〉：「這纖小軀體，又怎載得起如許沉重憂傷……只想把它遺忘……」

感受死亡的威脅，身心面對無形的壓力

二十四小時待在醫院，又同住在單人房，母女倆時時刻刻綁在一起，情緒總會互相牽動影響。看著女兒因為治療的疼痛難受時，我當然希望自己的孩子能優先得到照顧，但當醫護無暇顧及時，無助的我會直接到護理站跳腳，要求協助，而且要現在、立刻、馬上，尤其在感受到死亡就在身邊時，內心不安的情緒會讓我失去理性，若遇上了該怎麼辦？思及此，我雙手瘋狂抓頭、摀臉亂搓，大喊出聲：「不可以，絕對不可以！」這應該是所有病患家屬內心最深層的恐懼吧！

但我不想當鴕鳥漫無目標地前進，也曾認真跟小蓁說：「萬一我們真是倒楣沒過關，今生還有什麼未完的心願？」母女倆一起側身望向遠方，靜默不語，我心裡想，小蓁在充滿愛的家庭中長大，應該沒有什麼遺憾吧？最後還是我打破沉默：「晚餐想吃什麼？」

一天過一天，該做的要做、該來的會來，恐懼是很沒營養的。

我在女兒罹病後，直接就停經了，瞬間進入更年期，沒有回馬槍和滴滴答答的糾纏，身體狀況如此直白，與我瀟灑、果斷的個性一樣，生理期直接再見。全心陪伴小蓁治療，所有心思都在她身上，除了工作，我把時間全奉獻給她。病房的陪伴床狹窄難睡，在醫院我總是

睡不好，害得我腰痠背痛，先生於是買了單人氣墊床擺在病房地上，床面變得寬敞許多，終於能睡得舒服些，但偶爾還會輾轉難眠。我試過許多助眠方法，做瑜伽拉筋、聽音樂冥想，但內心越想放鬆，就越睡不好。

某一夜因無法入睡，我偷偷到便利商店買了一罐啤酒回來，怕被護理人員看見，還把酒夾在腋下用外套擋住，偷渡拿回房間。幸好是單人房，才能獨自躲在廁所喝酒。獨立包廂，沒有下酒菜，只有白光和冷牆陪著我，才喝幾口下肚，壓抑情緒彷彿被鑰匙開啟，委屈和悲傷湧上心頭，我坐在馬桶上，從摀嘴啜泣到嚎啕大哭，怕吵到孩子，也怕被隨時進來的護理師發現，趕快用障眼法打開水龍頭，讓嘩啦嘩啦的水聲掩飾哭聲。哭累了、喝醉了、滿身是汗，乾脆再洗一次澡，等到吹乾頭髮、換好衣服，天都快亮了，我躡手躡腳走出廁所，小蓁正好翻身，我趕緊蹲下，駝著身子摸黑回到床上。

大哭真的會累。我終於可以睡著，早上頂著一雙浮腫的眼，小蓁一看就知道，不用費心解釋。我們開始照表操課，量體重、推小蓁去照超音波，回來上針、注射化療藥，一個上午就沒了，沒時間出去買便當，便等著先生午休從辦公室買便當過來，一家人在病房或站或坐解決一餐。

規律作息，掌握在病房裡的生活節奏

中醫理論源自《黃帝內經》的「子午流注圖」，把一天分為十二個時辰，對應人體的十二條經絡，每個時辰都有不同的經絡循行，遵循此規律生活，臟腑可以發揮所長，排走毒素，強身防病。晚上十一點走的是膽經，正是骨髓造血時間，凌晨一點走肝經，清晨三點走肺經，五點走大腸經，這些重要時刻都需要睡眠讓身體休息才能運作，該睡覺的時間不休息是大傷，對病患的身體百害無一利。

其他癌童與家屬時序錯亂的住院生活，我看在眼裡深深警惕，唯有規律作息，才有健康的身體。我督促小蓁要有紀律，早上要早起，三餐要正常，累了便小憩睡午覺，晚上絕對不熬夜，十點醫院播放晚安曲就熄燈準備就寢，有空檔就做運動。我還把書法帶到病房練習，感覺自己是老派的文青，而練毛筆字是幫助自己穩定情緒的好方法，能避免胡思亂想、負面思考。

我抓到在病房裡的生活節奏，借鏡前人的經驗，融合自己的習性，讓陪伴孩子在醫院大飯店的治療時光，能穩定向前挺進每一步，不要自己嚇自己，避免悲傷的心緒蔓延，就只專注眼前，當下就是美好。

走過危機，化為貢獻社會的心力

小蓁的住院經驗從菜鳥變老鳥，看過死亡、遇過考驗，也看到成功的曙光，漸漸找到平衡自己的力量，停止哀怨，就會產生歡喜，在治療的路上走向健康。

我是熱情奔放的人，先生則是沉穩內斂，而在醫院陪小蓁治療的過程，彼此的個性也慢慢轉變，全力關心照顧孩子之際，我學會要先自己好別人才能好，我先生也從自我修練變成積極關心別人，我們不懂小小孩為何會罹癌？剛出生或襁褓中的小嬰兒，罹癌的病因不可能是壓力大或生活飲食不佳，那麼小小生命究竟是怎麼了？為何會來不及長大？

我們開始關注兒童癌症的議題，因此我還擔任兒童癌症基金會董事，投入心力關心更多癌童和家庭，因為醫生曾說罹癌可能與環境有關，先生也開始關心環境健康，投入再生能源倡議，結束美商公司二十年資歷，退休轉任美國穀物協會駐台代表，關注永續農業、友善環境及淨零碳排等議題，推廣玉米提煉的生質酒精混摻在汽油內，具體改善車輛空汙，促進交通減碳。

我們夫妻倆轉變的契機，正是因為小蓁生病，於是開始投入關心以前未曾觸及的領域，這從來不是我們人生清單中的項目，但我們很開心可以為社會貢獻一點心力。

我們的孩子已在康復的道路上，也希望不要再有其他孩子受苦，社會應該要負起責任，給孩子健康成長的環境。一人生病拖累家庭，少子化的世代，每個孩子都是寶，祈願我們的下一代都能健康長大。

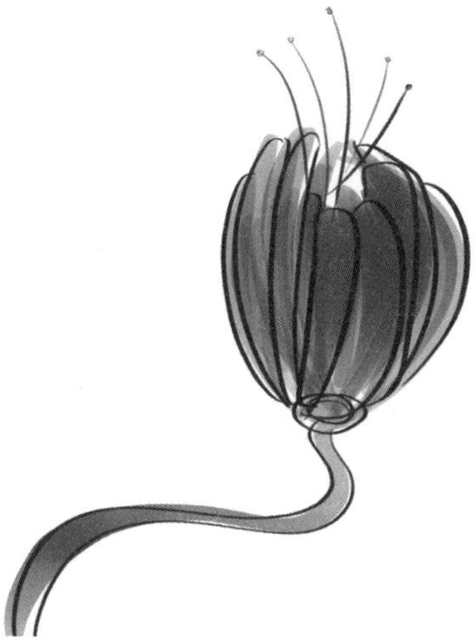

小蓁罹患血癌，是我們都沒預料到的人生意外。這朵含苞的彼岸花恰似正要開啟的地獄之門，更象徵著小蓁面對死亡恐懼的心情寫照。

07 母親臥病、女兒罹癌的兩頭燒

沒有標準答案的兩難習題

我曾問過一個非常無聊的家庭問題：「老公，我和你媽同時掉到水裡，你要先救誰？」認真回答先救誰都會被罵，我家的答案就很妙，因為老公不會游泳，而我很會游泳，所以最後是我救婆婆上岸，老公只能乾瞪眼。

但我遇到的問題更加難解：當媽媽和女兒同時生病時，我到底應該先照顧誰？

事有分輕重緩急，女兒小蓁罹癌是迫在眉睫，需要即刻住院治療；當時母親已臥病兩年，雖然時有情緒波動，但有看護在家穩定照顧，不會有立即的危險，當務之急當然是女兒為先。既然已分出順序，就要著手安排一切。女兒在醫院需要全天二十四小時陪伴，母親有看護在家照顧，只需要幫忙備齊日常所需，我便利用假日與先生換班，每週回家一趟，換取時間與心力在醫院照顧小蓁。

兩邊同時照顧的第一個難題是，要讓臥病的母親知道小蓁罹患血癌嗎？如果不說，母親每天見不到我，一定會覺得奇怪；如果要說，母親又幫不上忙，多一個人煩心沒有意義。加上她的情緒不是很穩定，一直很厭世，常常用手指比出死翹翹的手勢，還會企圖拔掉氣切管，想了結自己的生命，因此我無法預料她知道孫女的狀況後，會有什麼反應，所以我得小心翼翼地處理。思考再三後，我還是決定告訴母親。

我打算用柔情攻勢，讓母親跟我站在同一陣線，於是我跪在母親面前，握住她的雙手說：「媽，我需要您的幫忙，小蓁生病了，她得了血癌，需要住院治療。」母親一聽就皺著眉頭哭了，雖然兩年沒聽過她出聲說話，但從她立即的反應，就可以得知她的頭腦很清楚，知道孫女生病，也了解癌症很嚴重。看著她緊抿著嘴的悲傷模樣，我差點克制不住情緒，只能趴在母親的腿上，緊緊抱住她說：「阿母，這次您要幫我，您要好好的，不要讓我擔心，我會把家裡需要的東西準備妥當，您乖乖待在家，我才能安心在醫院照顧女兒，拜託您喔！要幫小蓁加油，為她祝福，一定要幫她度過難關！」我的眼淚鼻涕亂竄，久久不敢抬頭，生怕臉上的淚水會嚇到母親。

無法支配身體的母親，只能用她虛弱無力的右手頻頻拭淚，雖然這個消息對母親而言很殘酷，但唯有如此，我才能無後顧之憂地陪伴小蓁，不必過於擔心家裡的狀況。

母親臥病的過程，一直是我心中的痛。我曾千百次想像，如果當初沒有插管氣切，母親靠自己撐過一切，她現在是不是仍可以像往常一樣早起運動，和我一起散步、享用美食，甚至出國旅遊呢？又或者是急救無效，母親生命就此終結，我和手足之間又會演變成何種模樣？

但這些假設都無法改變已經發生的事實，母親插管氣切後，導致肢體癱軟臥床，處處需要仰賴看護協助，這個因為深愛母親搶救生命的結果，是在急救當下無法判斷及預想的。然而，就算我知道糾結當時的決定，對現在一點幫助也沒有，可是這聲音總是反覆在我腦海盤旋，無法暫停也刪不去，若將心結說出口，哥哥與妹妹可能又會覺得我在翻舊帳，但不說又覺得心裡很嘔，明明內心憤憤不平，卻還要展現得包容大肚，實在令人鬱悶。經過兩年後，這些情緒仍無法消化，還在女兒罹癌時更加猛烈，讓我對手足也更加埋怨。

一般身體的累，睡一覺就能恢復，但內心的累，卻很難緩解。同時照顧母親與女兒讓我身心俱疲。如果用雷擊來形容，母親臥病、女兒罹癌就像是連續被雷打到兩次。同步要照顧兩個人，就像將兩首不一樣的歌曲擺在一起唱，不但要同步進行，旋律和節奏還要相互搭配，不同的主調更要有不同的和聲相伴，先生和大女兒輪流在醫院陪伴小蓁時，我就回家買菜煮飯安頓好母親；我在醫院照顧小蓁時，母親的日常照料就安心交給看護，蠟燭兩頭燒，照顧兩邊跑，雖然心中總有怨嘆，但我仍十分用心地唱著這首混搭的歌，逐漸抓穩節拍速度，唱得情感濃郁，也慢慢唱出希望。

忌口，靠畫畫滿足口腹之欲

血癌治療在飲食上有許多需要注意的地方，護理師上衛教課時，會告訴病患和家長飲食上的禁忌，例如：不可生食、避免蝦蟹、蛋糕甜點不宜、巧克力別碰等。但越是告訴你不能吃，就偏偏特別想吃。

小蓁喜歡畫畫，她用畫本打發時間，一下午畫出一幅禪繞畫。我問她畫了什麼？她說不知道，隨便亂畫的。我拿到眼前反覆看了半天，赫然發現禪繞畫裡有魚、蝦、螃蟹，正是衛教提醒不可碰的食材，沒想到潛藏在小蓁的潛意識裡，讓她順手就畫了出來。正面解讀是她好好記住了治療期間該注意的飲食，從另一個角度來看，則是不准吃的，越渴望要品嘗。

住院期間最難處理的是三餐，每天都要絞盡腦汁。訂醫院的伙食最簡單，交代護理站或透過網路系統選擇都很方便，只是醫院的兒童餐看似豐富，但常是薯條漢堡，吃個幾天就怕了；營養師調配的餐食，很均衡但不美味，吃了幾次後就舉手投降；醫院美食街只有牛肉麵和很陽春的自助餐，無法提供兼顧美味及多元選擇的餐食給長期住院治療的病患。

我只好請教前輩們在醫院附近的美食建議，果然有人推薦乾淨衛生、菜色更多樣的自助餐，雖然需要走一段路，倒也算方便。我會避開用餐的尖峰時間，帶著自己的飯盒去選購菜色。治療期間的飲食和喝水都要記錄種類和份量，每一餐的餐前餐後都必須秤重寫下來，對於不擅於處理繁瑣細節的我，這些事非常考驗耐心，也等於是在刁我的個性。

兒童醫院有許多小小孩，食物必須處理得軟爛或是攪拌成泥，但茶水間只有

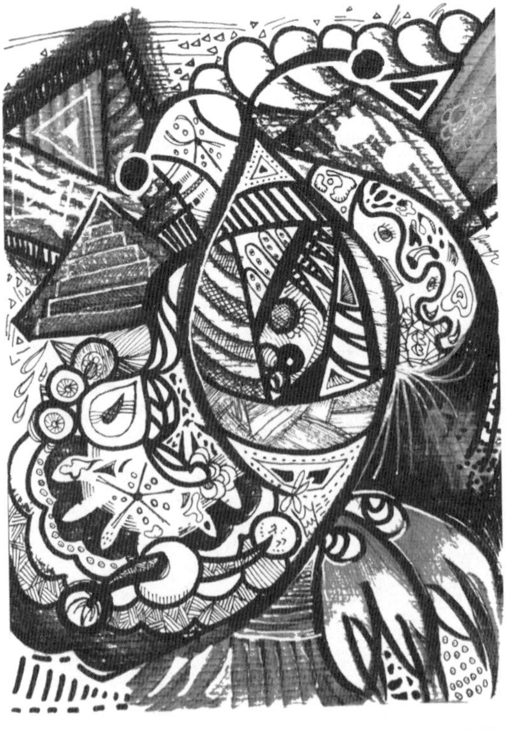

需要嚴格控管飲食的小蓁，潛意識中仍埋藏著口腹之欲，更在禪繞畫中展露無遺。

電鍋，用餐時間還得搶著用，住院三五天也許還能忍耐克服，長期治療就很不方便。吃得好才有本錢抗癌，一開始我們實在不知該如何是好，後來漸漸變成熟門熟路的老鳥，會在醫院後面的菜市場採買小份量食材，用插電小鍋來煮魚肉蛋菜，雖然大雜燴的煮法賣相不佳，但還算營養均衡，沒有太多的調味，反而能嘗到食物最原始的味道，南瓜、茄子、苦瓜、青椒、蘿蔔都有鮮明的滋味，我們就這樣克難地勉強維持平衡的飲食。

住院不比在家，病患不能吃隔餐的食物，吃不完就得倒掉，而買少了又怕不夠吃，最好的辦法就是全部吃下肚。不過在醫院活動的空間有限，多吃少動的結果就是我們都胖了，特別是先生，我們吃不下的食物他就變成廚餘桶，下班後他來醫院陪我和孩子，晚上獨自回到空蕩蕩的家，想著工作還要擔心孩子，有時半夜睡不著還會自己煮泡麵來吃，結果不得了，小蓁八個月的療程，他竟胖了十公斤，壓力型的肥胖就是這樣來的。

一手包辦，練就舉重若輕的功夫

這段期間我也練就了舉重的功夫，因為經常得扛著大包小包在家與醫院來回奔波。由於沒有時間可以浪費，出一趟門就必須把需要的東西一次買齊，我常常肩上揹著、手上提著、手腕掛著，活像一棵活動的聖誕樹，隨時都在負重前行。每天走出醫院迷宮、開車回家、撈鑰匙開門，直到卸下身上的東西後，我總會無力地癱坐在地上，真切驗證了「為母則強」這句話。這就是家庭主婦的強項，凡事一手包辦，神力女超人潛能無限。

我照顧臥病在床的母親多年，她身上從來沒有褥瘡，還因此被醫生表揚，稱讚我們居家照顧良好，真不容易啊！我都不知道該哭還是該笑。能夠沒有褥瘡，我們揣測應該不小心做對了一些事，例如：每天三餐抱起母親坐在可移動的椅子上。此舉看似容易，其實一點也不簡單，光是讓病患抬頭、坐正都需要費力，肌肉要用力支撐身體，變相在訓練核心肌群。不僅如此，每天三餐起身前，翻身拍背更是必修課，每天還會讓母親在按摩椅上坐一個小時，背部、臀部、雙腿天天馬殺雞。我不是在推銷按摩椅，但我真的很享受陪著母親坐在窗邊的按摩椅上，共享晒太陽聽音樂的幸福時光。

母親生病前一向硬朗，年輕時從事勞力工作，身體的底子是不錯的。許多必須長期臥床照顧的病患，都會遇到各種不同的狀況進出醫院，甚至需要手術或困難的治療，讓照顧者忙到不可開交。而母親除了定期回診、更換氣切管之外，幾乎沒讓我們太過操心，大概只有尿道炎和小感冒需要就醫。

剛開始發生類似狀況時，我們總往大醫院送，我也慢慢看懂是怎麼回事，用輪椅推著母親到附近診所就能治療處理。社區診所的即時處理真的很重要，熟識的家醫科醫師會主動做進一步檢查，例如抽血、心電圖、X光，都能在社區的檢驗所完成，這對我們而言非常便利，不僅省去舟車勞頓，更減少到各樓層看診的奔波和等待，也避免接觸感染的風險。在新冠肺炎疫情期間，社區醫生還願意全副武裝地走出診所，為母親在騎樓上看診，醫者父母心，家屬銘感五內。

奔走於工作與醫院之間，稍作喘息

我並不是二十四小時盯在醫院照顧，因為還必須要上電視台錄製節目、主持活動、演講、記者會等，必須和先生換班出去工作。小蓁住院治療時，我受邀擔任廣播金鐘獎頒獎人，但人被綁在醫院的日子，要挪出時間出去試穿禮服都沒辦法，主辦單位只好在頒獎當天直接將禮服送到醫院，但也因未能試穿才發現尺寸略大，便趕忙借來針線，自己在病房手工修改縫製。查房巡視的醫師和護理師看見這件有著蓬鬆裙襬的晚禮服，還大讚我好厲害，連針線活也能處理，我只能苦笑著，心想不然還能怎麼辦？來不及送件修改，自己動手最快。

頒獎典禮當天，小蓁才剛注射完脊髓背針，正是頭痛最不舒服、只能動彈不得躺在病床上的時候，我一邊照顧她，一邊化妝，等到先生來接手，我才能趕到國父紀念館的會場參加典禮。家人在醫院看電視轉播，主持人還特別說明我是從醫院趕來，結束還要回醫院照顧小孩，全場嘉賓都為我們加油打氣，逼得我淚水在眼眶裡打轉，只能謝謝大家的集氣祝福，頒完獎、恭喜得獎人後，就匆匆離場再趕回醫院。如此多回匆匆奔走在工作及醫院之間，會累嗎？其實一點也不會，因為我真的需要抽離一下，離開醫院去工作，和不同的人接觸後，就會得到更多力量，讓我能繼續照顧小蓁。

住院治療的辛苦還有人力調配，二十四小時的住院看護，一天的費用是兩千五百元起跳，每週付現結算，所以生病住院，口袋一定要夠深，不然就是人力要夠用，否則燒錢的速度足以壓垮一般的小康之家。幸好小蓁有保險，家人也能隨時支援，唯獨不敢讓長輩輪班，畢竟在醫院吃喝不方便，睡得也不舒適，若來支援的人力無法隨遇而安，反而會造成更多情緒負荷，所以靠自己最好，餓了就吃、累了就睡，身體的疲憊只要休息即可恢復，但心裡的壓力可能花更多倍力氣才能處理面對。

照顧者其實要有健康的身體、充足的體力和健全的心理素質，才能應付病患的各種狀況，以及探病親友的過度關心。我的腦容量不足，許多醫生的解說我未必記得全，面對親朋好友的詢問，無法一字無誤地說明清楚，因此我常常被問倒，為何要這樣？為何不那樣？怎麼會做這樣的決定？醫生為什麼要這樣說？老實說這些問題我可能也沒有答案，就是信任醫生。我真的碰過那種不斷問問題，卻沒有在聽你說話的人，雖然是關懷，卻也常因此耗費心神，甚至被壓得喘不過氣來。

當禮貌性的回應也無法滿足觀眾需求時，照顧者要自己踩煞車，不隨之起舞，懂得句點或轉移話題，保持精力在需要的事情上。在此也要敬告親朋好友，關心要適可而止，不要問太多，探病時就是聊天，找尋快樂的議題，說點開心的事，讓病患及照顧者都能放鬆心情，這才是關心時最需要的態度。

我是個性果斷注重效率的人，我不怕累，但我很怕煩。朋友稱讚我體力過人，扛得起做得到，是一個很能幹的照顧者。其實這說法不完全正確，我就是碰到了，**環境把能力逼出來，當沒有人要做決定時，總要有人跳出來承擔；當沒有人可以出力幫忙時，總要有人能捲起袖子動手做**。太多以愛之名的關懷根本就是來亂的，與其天花亂墜地出一張嘴，還是裝上拉鍊吧！縱使做決定的人容易被批判，我還是願意為親愛的家人扛起一切。

照顧者不是千手觀音，更沒有鐵打的身子

我真的不是無敵鐵金剛，人前我是條理分明的照顧者，人後我是身心俱疲仍得負重前行，這些年我連小感冒都不允許，因為我沒資格倒下，然而照顧者並不是千手觀音，更沒有鐵打的身子。

我曾有過累到爬不起來的時刻，某次忍著頭痛錄影，與專家來賓訪問對談，吃了止痛藥無效，在攝影棚內全身盜汗，好不容易完成錄影，回家就累倒了。天還沒黑，臉上的大濃妝也沒卸，就先躺上床歇息，覺得身體好重好沉，摸摸自己的脈搏，微弱無力，心跳速度快慢不定，還彷彿聽見自己的呻吟聲和吐氣長嘆。

我跟自己說躺個十五分鐘就好，等一會兒再起來煮晚飯，但一想到魚肉得先退冰，於是只好勉強爬起來走到廚房，從冰箱拿出食材放在水槽，再躺回床上，沒想到一閉上眼兩小時就過去了，而且身體還是很不舒服，感覺應該是生病了。拿起手機一看，這才發現先生和女兒在群組留言，都有事不回來吃飯，而看護已餵母親吃過晚飯回房休息，我頭痛欲裂身體冒冷汗，扶著流理台看著解凍的魚肉，只好重新把它放回冰箱。其實我當下好想吃一碗粥，但是一點力氣都沒有，只能繼續躺回床上。

我努力照顧著每個家人，但在我最需要協助的時刻，卻沒有人在身邊能幫我煮點東西，頓時覺得好難過、好悲傷。

後來，家人才知道我身體不適，勸我不舒服就不要急著煮飯，忙不過來也可以叫外送，也該要打電話求救，他們會立刻趕回來。我這才意識到，的確還有許多方法可以選擇，不用獨自面對；或許我潛意識裡是想討拍，想當一回弱者被呵護照顧一下。曾看過一篇短文，一位老先生身體不適躺在床上動彈不得，想喝水卻搆不到床邊的水，只能忍著口渴。直到太太走進房間，遞上水餵他喝，老先生如此感嘆：這就是天堂，家財萬貫都不及這杯水的珍貴。

我很慶幸有著同心的家人，在面對問題時能共同面對。我想鼓勵大家，有理想對象就要勇於追求幸福，好好用心經營家庭，因為人不會永遠無事，小孩不會瞬間長大成人，再年輕力壯也有力不從心的時候，一杯水、一碗粥都要有人願意幫忙才能送到嘴裡，唯有家人才會真心不計較。不要生病自然是最好，但家人生病時，也要很開心自己有照顧的能力，彼此互相扶持便是最佳良藥。

08 年過五十，誠實面對自己的身體

學到教訓，不再鴕鳥心態

二〇一九年的五月一日勞動節，我為了給媽媽無障礙的空間，正忙著找房子，已經看過不下百間，這天晚上又約了仲介看房子。出門前打電話給妹妹，想交代她有關媽媽的事情，結果是妹婿接的電話，說妹妹已經睡了。我心裡覺得奇怪，才晚上七點，這也太早就寢了吧？妹婿說妹妹頭痛到吃不下，還吐了好幾回，所以吃了止痛藥就早早歇息了。

我直覺感到不對勁。今天午後傾盆大雨，氣溫驟降，我擔心是血壓高，就請妹婿還是讓妹妹接電話，催促她快去掛急診；她覺得以前也常頭痛，吃個止痛藥，睡一覺就好了。我因為正趕著出門看房子，只能在電話上好說歹說，勸她先去醫院急診看看，確認沒事再回來睡，萬一拖到半夜情況不對才送醫，拖累家人又折騰自己，何苦呢？

我看完房子回家，打電話問妹妹還好嗎？剛陪同掛完急診的妹婿說，妹妹雖然意識清楚，但血壓一直沒有降下來，護理師說再觀察。我催促他要求醫生做進一步檢查，結果護理人員竟回答：「如果她意識模糊或陷入昏迷，就會做下一步處理。」我聽了急跳腳，等昏迷就來不及了，叫妹婿強烈要求醫院做檢查，院方這才給妹妹安排做電腦斷層。沒想到剛檢查完推回急診室，醫護人員就跑來說妹妹腦出血，中風了，拿著病危通知要妹婿簽名。

妹婿這下慌了，趕忙打電話來求救，不知道現在該怎麼辦？還要留在這裡等待治療嗎？這個醫院完全沒有警覺性，如此處理方式已經讓人失去信心，於是我趕快想辦法轉院，請託熟識的醫生幫忙，同步確認正在出血中的腦中風病患是否可以移動，以及兩個院方是否已協調好轉院細節。

一來一往的緊急聯繫，確定可以轉院後，救護車馬上出動，我也立刻趕到接手的教學醫院，等待妹妹的救護車抵達。看到妹妹她意識清楚，能與我對話，護理人員詢問她的體重和病史時也能清楚對答，到院還能自己挪動躺的位置，此景讓我稍稍安了心。該教學醫院又火速重新做了一次檢查，結果和前一個醫院一致，顱內確定正在出血，主治醫師認為需要馬上引流，便緊急協調開刀房，當晚立刻進行手術。

妹妹的手術順利成功，只是家屬在手術室外被醫護人員罵了一頓，因為妹妹竟然少報了十公斤體重，這可是會影響麻醉劑用量，稍有不慎會出事的。此時，妹妹躺在加護病床，我也無法追問她是以何種心態面對自己的健康？家族有糖尿病和高血壓病史，加上肥胖，妹妹已屬高危險群，卻未能誠實面對自己的狀況，老是抱持一種逃避現實的鴕鳥心態，覺得自己應該不會這麼倒楣。過了五十歲之後，她學會的第一課就是誠實面對自己的身體，自欺欺人害人害己，這個教訓讓妹妹再也不敢拿自己的健康開玩笑。

姊妹倆最親近的時光

在經歷媽媽及女兒罹病之後，進入加護病房探視病人對我來說已是駕輕就熟。每天我會定時來看妹妹，在短暫的時間內，一邊用熱毛巾和精油幫她暖腳、按摩身體，一邊跟她說話。初期探視時，我要

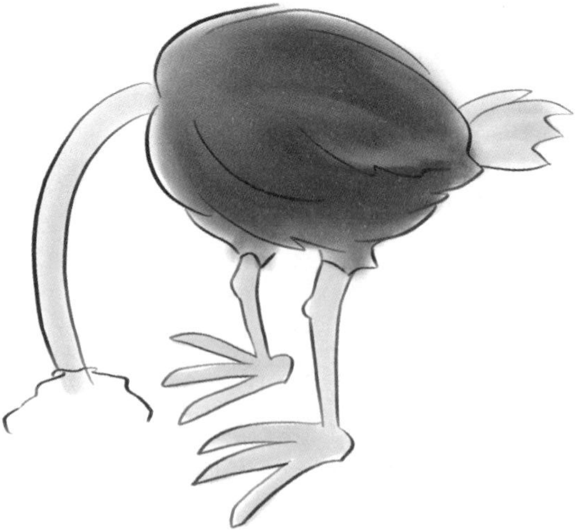

中風前，妹妹老是抱持一種逃避現實的鴕鳥心態，
直到五十歲之後才學會誠實面對自己的身體。

妹妹握我的手都沒回應，幾天後她忽然睜開眼睛，開始會點頭、搖頭，回應我握著的手，有越來越明顯的進步。她的手會動了，我便拿筆給她試試能否寫字？當她在白板上寫下「愛妳，謝謝妳」時，我忍不住淚流滿面，沒想到她又寫了一句：我是老大。哈哈！她想當老大耶！我大笑著回應：這恐怕有困難，這輩子妳永遠是我妹，永遠不會是老大。這是我一輩子難忘的時刻，在我們各自成家多年後，姊妹倆最親近的時光，就在加護病房中。

不過，這些終身難忘的畫面，竟是我自己一廂情願的記憶。在妹妹離開加護病房，脫離插管、鼻胃管，可以清楚對話聊天時，我問她記得這件事嗎？她居然說完全沒有印象，不記得謊報過體重，不記得我跟她說話，不記得寫白板跟我說謝謝，徹底斷片。在加護病房裡，她唯一記得的是味道，是我幫她抹精油的味道，這是她在半夢半醒間最清楚的記憶。

醫生說得對，在加護病房的日子，對病患而言比較像是記憶模糊的夢境。家屬常會為病患必須承受的治療感到心疼，其實病人當下的意識是不清楚的，而是在深層睡眠修護中——我們肉眼所見的痛苦，病患不一定感覺得到。

在妹妹住院期間，我因為希望她能把握黃金治療期快速康復，便要求醫院安排中醫會診，針灸與水煎藥並用，效果顯著；但妹妹也曾在用藥過程中皮膚過敏，手腳布滿疹子，紅腫難耐好似千萬隻螞蟻在爬，後來換藥就好了。任何用藥都有優點，跟醫生適時反應、討論用藥感受是很重要的，千萬不可病急亂投醫，誤信偏方亂服來路不明的草藥，甚至自己當醫生隨意停藥，這些都可能會導致身體再次陷入險境。

妹妹離開醫院後便轉入復健專科醫院，這是回家前的中繼站。治療室裡有許多病患，每個病人背後就是一個家庭，都有一些故事。

努力復健的日子

在醫院遇見一位漂亮的高中小女生，因先天性疾病中風，必須長時間復健，父母沒空接送，只有姑姑每天陪她。有位帥氣的男孩因車禍傷到腦子，必須在看護和治療師的協助下伸展萎縮的肌肉，瘦弱的母親要開車接送，得先安置兒子和看護，再去停好車趕回診間，看到她時總是滿頭大汗地奔波。還有同病房隔壁床的太太，因中風傷及語言中樞和肢體協調區，生活無法自理，話講不清楚，又生氣老公不聽她說話，常大吼大叫一大堆聽不懂的話，家人疑惑的表情讓她更生氣，摔碗摔杯發洩情緒，經常聽見老公輕聲細語地拜託她別生氣，小聲點會吵到別人。

走廊上的大哥更妙，看起來好好的，不知為何還要住院治療。他總是站在走廊上大聲唸著牆上的衛教宣導，拉著扶手練抬腿。他說自己已經中風三年了，還是無法重回職場，他喜歡來住院做復健，因為有人陪他聊天兼運動，保險還會每天給付三千元，住院賺得比上班還多，難怪他每天都能開開心心地到處遊走，與人分享住院經驗和鑽漏洞的怪招，例如住院可以請假出去逛街；申請不到看護可以問打掃阿姨，因為她們有獨家門路；僱用逃跑的外籍看護沒關係，因為她們很機敏不會被抓到；健保住院有時間限制不要怕，只要轉出去一下，或是回家住幾天，跟醫院關係好一點，很快又可以讓你住進來。哇！原來如何安穩住院也有許多眉角，真是令我大開眼界。

中風後必須把握黃金治療期，我帶著住院復健治療的妹妹照表操課，成效卓越。職能治療、物理治療、針灸治療等輪番上陣，有些看似不起眼的訓練，都是專業的復健課程，例如訓練手部的肌肉，職能治療就是拍球、疊積木、抓綠豆、排數字、找字卡。這些看似簡單幼兒園玩樂的動作，初期妹妹做來竟覺得吃力，例如復健師叫她用雙手環抱大顆的彈力球，丟到地上反彈後再拍下去，她居然辦不到，抓握力的運用也不靈光，認水果圖卡也需要想一下，排字卡屢次漏掉同一張卡都不自知。不只她驚訝，連我也嚇到，怎麼會這樣？能恢復嗎？還能重回職場嗎？

還有物理治療的抬腿、伸手、上下樓梯等，都要照治療師安排的時間內完成，妹妹第一次做完累得滿身大汗，我在一旁當啦啦隊，肯定並鼓勵她。飲食習慣也有重大改變，我會幫她準備健康便當，少油、少鹽、少甜，飲食更健康。我陪著如新生兒般的妹妹學走路、學吃飯、學認知，等她慢慢恢復體力後，便牽著她出門散步，一開始到公園走一小段路就累了，接著每天訓練，練到不喘不累為止。

這段住院復健的日子，我一直陪在妹妹身邊，交出了漂亮的成績單，成為她重回職場的最大資產。

倒下，不是一個人的事

妹妹生病的事情影響了所有人，包含臥病在床的老母。妹妹中風期間，我忙著跑醫院進進出出，母親總一臉疑惑看著我，可能是想問我，怎麼整日不見我的人。待妹妹稍稍穩定，離開加護病房轉到一般病房後，我決定告訴母親這件事。

她雖然身體不便，但頭腦很清楚，聽到消息後先是哭，然後緊緊抓著我的手，使勁想撐起身體，我猜她是想去看妹妹，我抱緊她柔聲安慰：「媽，您放心，最艱難的時刻已經過去，現在需要好運，需要時間，媽媽妳要幫妹妹加油祝福，母女連心，她會收到您祝福的力量。」這讓動彈不得的媽媽腦子裡有事情做，用念力祝福妹妹，並請託她一定要好好的，我也才能安心去醫院幫忙照顧妹妹，又一次把母親拉往同一陣線。

妹妹出院後第一次來探望母親，她一看到妹妹頭髮剃光的樣子就哭了，拉著妹妹的手摸了又摸，妹妹也很激動，還要安慰母親：「媽！對不起，我沒把自己照顧好，讓您擔心了。」母女倆緊握彼此的手，兩人哭成一團，我在一旁跟著掉淚。我當媽媽後，明白對孩子的心，是時時刻刻的牽掛，巴不得能代替孩子受苦。

媽媽倒下時我四十九歲，已屆中年，不至於驚慌失措；妹妹倒下時，她的子女都還在就學，她的女兒正在準備研究所的面試，兒子適逢大學期末考，突如其來的考驗逼得他們一夕長大，內心籠罩著害怕失去母親的恐懼。幸而妹妹把孩子教得極好，大小事都處理得妥妥當當，一家人同心挽救妹妹的生命。

然而屋漏偏逢連夜雨，妹妹剛脫離險境，還在醫院復健治療時，她身體一向硬朗的公公卻因意外驟然逝世——他在家門口的菜園裡除草時，不慎跌倒身亡。無常總是發生得如此突然，短短時間內便連續發生兩樁大事。妹妹夫家是大家族，傳統的喪葬儀式不少，身為長媳的妹妹因還在醫院復健，無力承擔，只得盡量化繁為簡，也在醫生的評估下，盡力在出殯當天列席，順利圓滿完成喪禮。想來真是造化弄人，從未想過老人家就這樣走了，還記得他曾到家裡探視我的母親，安慰我們，沒想到竟然會比母親先走一步。母親臥病這些年熟識的好友及長輩走了好幾位，雖然明知出生注定就會死亡，但人生還是要好好活一回，畢竟生命不在長短，而在精采。

身為妹妹枕邊人的妹婿，生活也是因而大亂。妹妹剛倒下時，因為衝擊太大，妹婿好幾天都睡不著覺，白天昏昏沉沉地去上班，晚上還要到醫院照顧妹妹，身體差點吃不消。重大事件發生時，人常因為擔心而無法好好入睡，不僅讓體力下滑，也徒增許多負面思考與情緒，這樣不但無法好好照顧病人，還把自己的健康也賠了進去。**在面對劇變時，一定要把自己先顧好，才能好好地照顧別人。**

妹妹在醫療過程中任何自費所需，妹婿一概直接回答：「沒問題，都用最好的，多少錢都沒關係。」患難見真情，我替妹妹開心，這個男人真的很愛她。我曾好奇，自費一定是最好的選擇嗎？其實我不知道，但有個奇妙的現象，如果是選擇健保，好像就是不愛家人，難道健保的藥物或器材就比較差嗎？相信很多人也曾有過和我一樣的疑惑吧！自費醫療不只是金額多寡，彷彿也是表達愛的深淺，但這個告知要自費的溝通過程，若處理不當，不免會讓人誤解，是否是醫院趁病患家屬最脆弱的時刻抓住商機。

在醫院病房經常能看到一些探病者的身影，例如只會唉聲嘆氣的長輩，幫不上忙，還要耗費心神安慰，還有一些聞風而來的親友更妙，不斷推銷各類宣稱療效極佳的健康食品、健康器材，甚至是各類神效的民俗療法，雖說經驗分享是出於好意，但是時間點實在很難接受，還有一些不懂人情世故的二百五，自顧自地推銷，完全不理會病人和家屬需要靜養休息。醫院其實就是商場，充滿各種商機，什麼都能賣，什麼都不奇怪。

無用的探病真的是不必了。人體是移動式病毒，穿梭來去都有風險，新冠疫情之後，嚴格禁止探病，降低許多傳染機會，漸漸地大家習慣少探病，用視訊替代親訪，倒是挺好的，減少群聚，不但讓醫病更健康安全，也增加安靜休養的時間，畢竟醫院不是飯店也不是餐廳，等身體健康出院了，再相聚也會更安心。

忙碌時，更要懂得關心自己

有家族病史代表身上可能有危險因子，千萬不能無視。妹妹幸運重回職場，用親身經歷分享規勸許多身邊的人，不可鴕鳥心態輕忽健康，萬不可心存僥倖。

我有一位自幼一起長大的閨密，身體狀況和妹妹相似，卻不量血壓、不看醫生，自己服用成藥，或道聽塗說吃許多保健食品。我們一起聚餐慶賀妹妹重生時，聽著妹妹訴說鬼門關前走一遭的歷程，是多麼不容易才重回職場，但閨密居然沒有警醒，聽完後依然故我，一再輕忽血壓的警訊，手上的健康測量手錶都已閃著警示紅燈，還是不就醫吃藥，繼續加班漠視身體的抗議。

在一個溫度驟降的清晨，正是中風好發的時間點，閨密在睡夢中摔落床下失去意識，驚醒家人緊急送醫急救，結果和妹妹一樣是中風，卻沒有妹妹的運氣，現狀大不同。還記得最後一次聚餐時，提醒她要減重、要注意三高、不要避諱看醫生，如今正值壯年的她就這樣面無表情地靜靜躺著，長照之路遙遙無期，令人不勝唏噓。

閨密常說退休要去遊山玩水，我勸說不用等退休，安排時間就能到處走走，她總說工作太忙、事情太多、責任太重，連吃飯聚會也是來去匆匆。我心疼地握著她那雙原本能飛快敲打鍵盤的手，不禁問她：人生到底要追求什麼？什麼才是美好的生活？勞苦拚搏的一生，到底是為了什麼？妹妹殷鑑不遠，為何妳就不願意記取教訓，要拚到老天幫妳喊停呢？好吧！不罵妳了，累了就休息吧！

資訊發達的社會，許多有心的病友紛紛成立臉書社團，無私分享過去自身的生病經驗，教導面臨類似景況的朋友及家屬如何面對處理，妹妹也懷抱著相同的心，樂於分享這段罹病復健的歷程，並讓眾人一起見證她最後康復的成果。我非常感謝妹妹重生，沒讓臥病中的母親白髮人送黑髮人，更希望大家都能珍愛生命，愛惜自己。

能健康地活著，真好！

09 看見自己的好，改善遇到的難

不明事理的人，不值得耗費心神

朋友都說，我嫁了一個非常好的先生，我的確是幸運的，共患難的真情讓我們的心走得更近。不是每個人都能擁有幸福的婚姻，看到身邊的好朋友，婚姻亮紅燈、外遇遭背叛，哭得死去活來時，每回我從旁觀者的角度說出自己看見的問題時，卻常換來一句：「妳老公那麼好，妳不懂我的苦啦！」是的，當姊妹們抱怨著她們的先生，脾氣不好、難相處、難伺候、不體貼、懶惰、大男人……這些難題我的確沒遇到。

記得婚前合八字排命盤，命理老師提過我的夫妻宮挺好，但命中還有父母宮、兄弟宮、子女宮、福德宮、財帛宮、官祿宮、田宅宮、疾惡宮等，有誰能十全十美呢？換言之，另一半不夠好，但父母好、兄弟好、財運好，這些算不算相抵了不好的部分？即使另一半很好，也有可能遇到娘家、婆家許多問題的糾纏，所以沒有好事占盡的人生，只能從中找到平衡，**看見屬於自己的好，面對改善遇到的難，這就是知足常樂**。

身為公眾人物，因為媒體披露的關係，許多人知道我是長期抗戰的照顧者，從照顧母親到女兒到妹妹，親近的家人接二連三出現健康考驗，命運多舛。有粉絲朋友好意提供各種方法，有祕方草藥、風水命理、健康食品、未來醫學、另類療法等無奇不有，我無法一一嘗試，也不願拿家人當試驗品，更不想拉著他們上山下海到處跑，只能跟粉絲說聲謝謝心領了，但粉絲居然生氣翻臉，罵我不知好歹。難道我沒按照你的意思做，就因此十惡不赦嗎？還有粉絲非常沒禮貌地說：「妳是掃把星嗎？不然為何都是妳親近的女眷出事，妳應該去祭解、看看祖墳。」還有自稱是會通靈的高人語帶威脅說：「妳不處理難道不怕再出事嗎？」馬上被其他粉絲圍攻，底下留言亂成一團。

我不是個好脾氣的人，看到這些文字真想跟他們對罵。先生勸我，妳若較真就輸了，妳不是掃把星，妳是「福星」，如果沒有妳，母親、女兒、妹妹碰到的問題該怎麼辦？對呀！難道我連這點自信都沒有嗎？

經營社群媒體本就很難篩選粉絲，網路上斷章取義、看到黑影就開槍的人一大堆，不值得我耗費心力逐一回應，只是負面詞句偏偏最容易浮現在腦海中，得要花好大的力氣擺脫。

人腦真的很奇怪，明明關心我的人這麼多，卻總不自覺一直放大討人厭的言論，不舒服的事總是揮之不去，心中還有許多小劇場，思考著如何反擊這些不當言論，徒耗心神、浪費時間，根本是自虐。事實是，根本不值得讓鍵盤後面的陌生人，影響我的情緒和生活。

我有照顧的能力，也願意照顧人

我擁有照顧人的能力，也願意照顧人，為生病的家人花費心力，四處奔波尋找資源，並在身邊辛苦陪伴。但如何能照顧到剛好、讓人感覺舒服，卻不太容易。有時因為過度照顧，反而讓人感覺負擔有壓力，一種強烈的掌握欲在我心中流轉，輕重拿捏是深奧的學問，沒有標準，只能視情況而定。

我曾為了想幫長年夜啼的大女兒求一夜好眠，專程開車上苗栗九華山，三跪九叩求佛水，跟著信眾膜拜祈求，然後與大家坐在矮凳上吃著平安麵。一個念頭襲來，我想起照顧女兒的辛苦，忽然覺得好委屈，不禁悲從中來，墨鏡後淚水不爭氣地流下，頓時沒了胃口。我告訴自己不可以浪費食物，一小碗平安麵配著淚水，好不容易才吞完。離開時，一位師姐拿了一顆平安果給我，說：「心安人平安哦！要吃。」這顆保平安的水果我捨不得吃，想帶回去給女兒，在車上跟先生轉述時，我忽然頓悟，對！我的心要平安，孩子才能平安。拿著被我握到有點發熱的水果，我才是那個最需要被祝福的照顧者，自己要先平安才能幫助女兒，所以我要吃。咬一口帶著淚的水果，熱熱鹹鹹又甜甜，這就是當時我五味雜陳的心境。

照顧人我也許游刃有餘，但照顧自己卻還只有幼幼班的能力，因為我連自己為何生氣都常搞不懂，放任情緒如火山爆發波及周遭親友，直到吞噬自己才會驚醒。透過家人耐心提醒，我才得以慢慢看見並認識自己。

主動出擊，闖出自己的路

我是一個積極主動且不服輸的人。進入職場時我的條件不佳，又沒有人脈和背景，單憑熱情就想闖天下，當然沒這麼容易。我曾嚮往當個女軍官，礙於身高不夠，早早斷了念想，我自問：個性活潑開朗，愛說話愛聊天，這特質適合做什麼行業呢？有沒有靠講話就能賺錢的工作？於是我在學校沒教、父母不了解的環境下，開始自己闖盪天下。

十九歲跨入廣播圈，就是我自己舉手爭取得來的。在校長引薦及老師陪同下，我來到益世廣播電台面試求職，台長一句年紀太小又學歷不夠，就要把我打回票。眼見陪同前往的牛震星老師已起身準備告退，我竟站起來舉手拜託林惠卿台長讓我試試，就這樣爭取到錄製一段廣播稿的機會。等了一個月，電台真有一個兒童節目需要主持人，愛說話的我就這樣成為廣播人，讓我開始這個靠嘴巴吃飯的行業。地方台的主持人必須多功能，一個人當兩個人用，我也開啟斜槓人生，主持節目兼跑新聞。我生性活潑，加上初生之犢不畏虎，簡直就是如魚得水，騎機車穿遍基隆的大街小巷採訪，擴展人脈、結交了許多好友。

等到在小池子裡練會了武功，我就到大池中試水溫，躬逢其盛參加公共電視籌委會舉辦的主持人公開招考。我身高不夠，有點可愛但不夠貌美，卻在將近八百個應試者的海選中脫穎而出，雀屏中選與當紅廣播電視主持人陳京大哥搭檔，主持公視第一個戶外大型鄉鎮特色節目《大家來歡喜》。我的第一個廣播節目和電視節目，都是憑藉一股熱情及憨膽爭取來的，當時也沒多想，反正年輕就是本錢，能有什麼損失？做就對了！主動出擊的個性就是我的致勝關鍵。

剛開始工作時，吃住都還在家裡，生活花費並不高，任何活動主持、工商簡介、配音我都接，酬勞多寡不是問題，廣結善緣經營自己，我找到自己的路。我曾蹲過錄音室，一個月來每天都無酬報到，等待配音的機會降臨，結果還是擠不進這個小圈子，因為我的國語沒有白銀阿姨、李艷秋那般字正腔圓，不過更主要的原因還是沒有人脈。我決定換條路走，當時「請說國語」的政策正在轉變，開始重視方言，我便跑去參加中國廣播公司的台語研習營，痛下決心把台語練好，後來機會來了，我因此得以進入大愛電視台播台語新聞。

父母不懂我到底在忙什麼，總覺得我整日見不到人，只記得回家睡覺。父母沒發現我的強項，覺得女孩子考公職最好，還幫我報名參加國考郵務佐，我也乖乖去考了，沒考上父親還怪我不認真，但他還是繼續為我找出路。他覺得我可以唱歌仔戲，也許將來可以像楊麗花和許秀年一樣，不過我雖然歌聲不錯，但沒有興趣唱戲。父親還希望我去學美髮，理由是我手很巧，很會綁辮子，甚至願意出資讓我開美髮院當老闆娘。他一頭熱幫我規劃藍圖，卻從沒問我興趣是什麼？在「長輩都是為你好」的世界裡，繼續編織他的春秋大夢。

雖然我沒有依照父親的路走，但能披荊斬棘闖出自己的路，都是因為有原生家庭給予愛的養分。在離開父母的羽翼下，我能成為獨立個體，組織家庭成為人母，經營自己的家，並且經濟無虞、處世無慮，都是父母讓我無後顧之憂，加上自己個性使然，努力不懈的成果。

有一段很長的日子，我把時間花在自己身上，在毫無心理準備的情形下，父親罹患了肺腺癌。在那個沒有網路只有報紙的年代，為了幫父親找尋最好的治療方法，我會大膽開口詢問資源，我敢突破困難請求醫生給予協助，不斷找尋各種治療的可能，雖然父親最後還是離開人世，但至少心中無憾。這是積極者的行為，不過面臨父母的老去，將以何種方式回報父母恩，卻是無法積極計畫的，只能面對及處理當下的狀況。後來面臨母親多重器官衰竭，由於醫療更進步得以延續生命，但只能過著七年生活無法自理的日子，令我不禁自問：子女給父母最後的回報，是在世時間長短嗎？還是應該如何善終？

讓內心也成為「大人」

一個成年人，理應具備「大人」該有的能力，但照顧父母是年紀增長就能做好的嗎？許多成年人欠缺獨立思考，還在聽指令做事，無法決定自己的人生，甚至需依附在父母之下才能生活，沒有判斷事情的能力。在經歷家人危急時刻，就可以明顯看出來，有人會處理事情，但有人只在處理情緒，其實沒長大的「大人」很多，嚴重者理智線斷掉，無法成事，甚至還需要被照護，不知是個性使然或是家庭保護過度。我慶幸自己在遇到困難時，有克服困難的動力，能跳脫僵固思考、創造新局面，結果使我成為能夠做決定、扛責任的「大人」。

人生遇到狀況時，負面憂愁的人想的是：「怎麼會這樣？」正向積極的人想的是：「現在怎麼做？」身為照顧者，我不能蹉跎憂愁，只能積極面對。父母生命的最後一段路，因為我的工作性質較彈性，又會開車，機動性配合度高，在大家都不方便請假時，就由我來。也曾經抱怨為什麼都是我？出錢沒少過，出力我最多，但父母又不是我一個人的。

此時子女的態度就開始受到檢驗，有些人嘴巴會說，但表現出來的行為卻是兩回事，既然都是大人了，就該以成熟的態度來思考，先從倫理上考慮手足排行順序，再體諒個人及其家庭的處境立場，並衡量經濟能力和相關權利義務來決定承擔的分量。

當沒有人出聲表達意見時，我就會成為那個舉手站出來的人，其實我從不害怕多做事，但不願意被未承擔責任的人無理批評。只想享受權利而不盡義務的子女很多，若再加上姻親的另一半，事情就會變得複雜，不是人多就好辦事，萬一不慎多扛責任回家，可能還得和另一半鬧家庭革命。手足之間的情分並非無堅不摧，通常要在關鍵那一刻才會看見考驗。

我的母親和女兒都生病了，時間重疊的照護階段，我是最重要的照顧者。朋友總問我嬌小身軀如何承載，其實就是好勝心強不願示弱，覺得自己沒問題一定都可以，直到真的累壞了，才想到萬一自己先倒下了該怎麼辦？小女兒罹癌是在母親臥病照顧兩年後發生，當年為了救治母親與手足間的互動，雖無大衝突也沒人拒絕照顧，但閃躲的眼神、低頭不語的表情、顧左右而言他的對話都殘存在腦海裡，我把這畫面鎖上不想再看。女兒未成年時生病，決定權都在父母身上，不用指望有任何人幫你承擔。我和先生目標一致，在治療過程中高效果斷，兩相對照，在救母親時我曾遲疑是否需要無效醫療，和救女兒時毫無遲疑必須傾全力救治，忽然覺得自己很糟糕，在女兒及母親的身分之間，出現不同力道的思考。這正是老人與小孩、沒希望和有希望之間的差異，擔子的兩頭，一邊是母親、一邊是女兒，不對稱的天秤兩端，無法用同一把尺來丈量。

找人分擔重任的勇氣

蠟燭兩頭燒的日子真的很累，曾跟朋友訴說我的苦，竟被嘲笑：「妳還不夠苦啦！」意思是，若真的苦到不行，就會另尋他法不硬拚，嘴巴說苦還默默承受，表示還沒苦到最高點。我彷彿被點醒，是啊，難道真的要等到倒下才喊救命？不能換個方法喘息一下嗎？儘管經過幾年獨力照顧，許多客觀狀況都已經有所改變，但我還是選擇硬要獨力承擔，不肯請求協助，好像是想證明自己是最辛苦的那個人，全世界都辜負我，塑造自己成為一個悲劇英雄，想想真是虛增年歲而未顯成熟，究竟要逼自己到什麼時候才能長出智慧呢？終於我認真思考，告訴自己開口請求協助並不可恥，也不是長他人志氣。

想通了，我試著開口：「我需要人分擔。」

雖然不想預設答案，卻也害怕被拒絕，擔心聽到推拖的爛理由，我告訴自己，就算被拒絕也沒有關係，再想辦法就好，此路不通就再換一條路走，總會有辦法的。這麼想就簡單多了，對呀！這才是我的個性，總要試試看吧！如果學不會求救，就不要抱怨別人沒幫你。

於是，我具體說出需要幫忙的事，例如我在醫院照顧女兒走不開，需要有人帶母親回診，沒想到手足搶著舉手幫忙，看完診後還帶著母親和看護去餐廳吃飯，讓外籍看護放風一下，度過歡樂的午後才返家。我其實不用硬扛，讓其他人參與照護過程，事情一樣可以搞定，他們也能藉此體會其中的辛勞，自己更有了合理的喘息時間，結果是好的呀！並沒有人拒絕我，大家都想幫我，是我綑綁了自己，製造了自己的悲情。

原來說出口並沒有這麼難，只要勇敢伸出手，給彼此一個機會。

當然，不是每個家庭都能自動長出智慧。我有位朋友未婚且與父母同住，被視為理所當然的責任承擔者，當年邁父母需要照顧時，手足都以工作忙、家庭擔子重為由，拒絕承擔照顧責任，訊息已讀不回、手機電話拒接，她氣得到手足工作的公司去理論，反被責備是故意找麻煩，最後撕破臉徹底決裂，還是得自己扛起責任，可說是哀莫大於心死。我告訴女兒們，手足是父母給妳們最好的禮物，雖然有很多例外，我也見過左手打右手打得唉唉叫的，但還是祝福孩子要珍惜手足相互扶持的力量。

學會轉換情緒，樂觀是需要練習的

我曾經受邀到扶輪社演講，關於照顧者如何以愛之名來給予陪伴，台下聽眾舉手問我：「阿娥姐，妳覺得是什麼原因讓妳在辛苦照顧的路上還能笑得出來？」我不假思索地說：「是開朗的個性。」聽眾又問：「個性不開朗的人該怎麼辦？」我說：「就練習吧！」

剛開始也許很困難也做不來，但多練習幾次，就會看見成效，像學習書法一樣。初學從臨摹開始，一橫一豎、一撇一捺跟著寫，假以時日，像不像都有三分樣。但勸慰別人的話說得容易，例如「不要想太多」、「一切都是最好的安排」、「事情總會雨過天晴」，但就是很難辦到，人的情緒哪能如此任意切換，尤其是重大事件就發生在親近的家人身上。

好比我剛得知小女兒罹患血癌，還來不及弄明白病情，就得面對眾多親友的關心和提問，重複說明病況，雖然越說越順，心中卻也越來越難受，又怎能轉換情緒說這是最好的安排？我當然期待雨過天晴，但也難免質疑老天，為何要讓未成年的她承受如此巨大的考驗。

在小女兒經過四十五天隔離治療後，醫生首次允許我們走出病房。一行人搭電梯下樓走到醫院大廳門口時，我告訴女兒，生病是一件禮物，是一個包裝得很醜的禮物，打開之後才能發現，裡面其實裝著一顆光采奪目的藍寶石。它讓我們知道健康不是理所當然，寶石要經過磨切、雕琢才能光采熠熠，這是蛻變必須付出的代價。

立秋後帶點涼風的夜晚，小女兒在醫院門口的樹下，張開雙臂跑來跑去，街燈下的樹影彷彿在撫慰著她的影子。先生牽著我的手，出力握了我一下，我也回握他一下，並肩看著兩姊妹追逐。後面的路無法預料，只能享受此刻的美好。我告訴自己：沒事哦！妳很好，妳會很好的。這一刻我永生難忘，一家人手牽著手，站在醫院門口抬頭看著月亮。家人都在，這就是最無價的禮物。

如果悲傷可以改變結果，那就用力悲傷吧；如果抱怨可以扭轉乾坤，那就盡情抱怨吧！但悲傷和抱怨會改變事情的結果嗎？我們只能面對並接受事實，學會幾招轉換情緒的方法，做一些能讓自己開心快樂的事，度過低谷、撐過糾結，期待著看到長黑隧道盡頭的光亮。明天太陽依然會升起，時間就是一帖最佳的良藥。

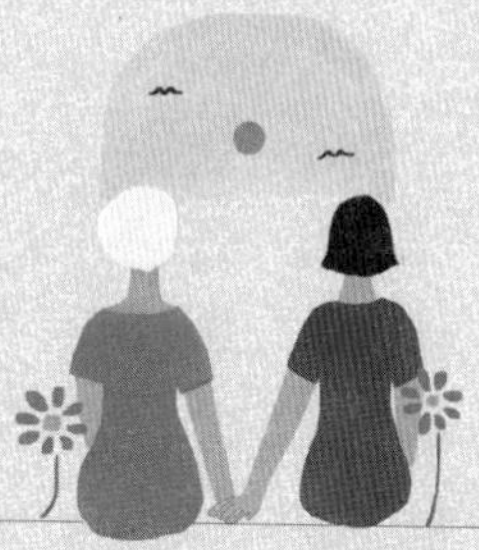

第 2 章

意外無法預告，但能預做準備

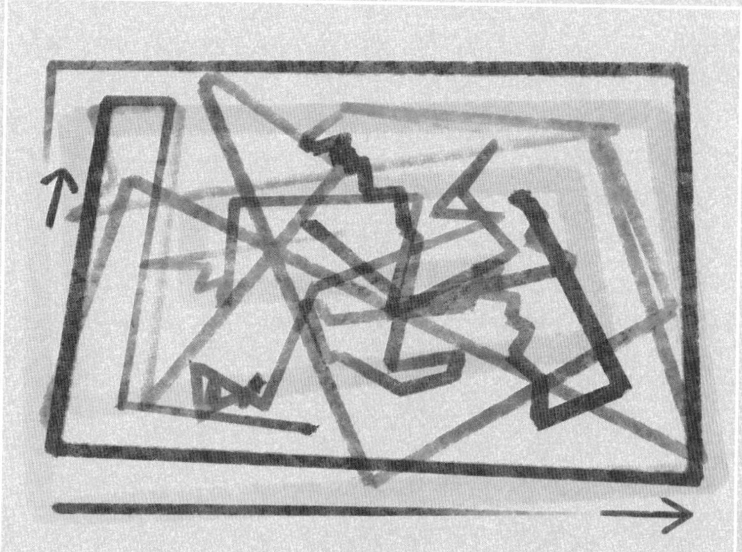

在這十年的長照之路，我時常感覺像是進入了一座毫無規則的迷宮，深陷其中走不出來，更無路可退。

10 懂得小小抽離，走完漫漫長路

說出困難、敢問，才能獲得的人生

照顧者的生活是繞著被照顧者打轉的，在陪女兒住院治療期間，我二十四小時無休地照顧，完全沒有自我，要隨時應變各種事務，醫生的囑咐、檢查的安排、護理師的提醒、用藥的配合、吃喝睡的調整……這些，都是照顧者要做的事。

在治療過程中，我必須隨時觀察並給予及時協助，例如小蓁做脊髓腔穿刺注射後，在麻醉藥未退的沉睡中，需由家人用雙手按壓注射傷口的位置，而這個看似簡單的動作，必須維持三十分鐘固定不動的姿勢。

因床位太高，個子嬌小的我得站在床邊，彎著腰雙手交疊騰空施力，手痠腳麻不說，腰更是疼痛不已，也無法空出手去撥開臉上令人發癢的頭髮，簡直是一場酷刑。如此不合乎人體工學的姿勢結束後，我還要繼續照顧因麻藥退去而痛到無法起身的小蓁，幫她翻身、餵她喝水、輕撫著要她安定休息、同時密切觀察她的變化，隨時準備應付各種狀況，例如嘔吐、排尿等。

反覆幾次後我才從錯誤中學習，懂得先調好病床高低位置、站穩腳步、夾好頭髮，才能專心當好協助者的角色；也學會抓緊時間跟病人一起休息，沒事就趕快補眠，練就一身有狀況就能立刻清醒應付的功夫。睡覺這件事尤其需要練習，畢竟人不是機器，無法設定模式執行，身體還常會唱反調，可以睡的時候沒睡意，不能睡的時候卻又哈欠連連，一旦交感神經太亢奮、副交感神經太低落，自律神經就會大亂，這對照顧者的身體是莫大的損傷。

居家照顧也不輕鬆，想給親愛的家人補充營養，燉湯、熬粥做料理，要考慮均衡飲食還要兼顧美味。母親臥床，需要軟爛的食物方便入口，我便起早採買張羅，在廚房忙得滿身汗，好不容易煮了一桌菜，卻因為她心情不美麗，不肯吃還把碗撥到地上去。我原本希望看見母親嚐到美食的微笑，期待被感謝，結果竟成了這般光景，氣得我情緒大爆發：「媽！會燙到，您幹麼這樣，我忙了一上午，不吃就算了為何發脾氣？我不只要照顧您，我還要照顧家庭、還要工作，還要我怎樣？」超級颱風瞬間形成，狂風驟雨橫掃家裡。

颱風終究會過境，殘局還是要收拾。當照顧者的身分重新覺醒，我平靜下來和看護一起善後，先把母親推到一邊，再跪下來把地面擦乾淨，還得好聲好氣勸慰：「我知道您不開心，我也很心疼，但是不吃東西挨餓的是您啊！別虐待自己，我煮的東西也比看護好吃多了，倒掉浪費多可惜，您笨笨的哦！」母親每次情緒打結就會生悶氣好幾天，勸也不聽，說也沒用，只能等，等她餓了再說，生氣真的對身體很折磨，傷人傷己啊！

很多人問我，這樣的日子到底是怎麼走過來的？

這個問題問得好，就是要「問」。

嘴巴長在自己臉上，碰到困難走不下去，或是有任何地方不能理解，別覺得不好意思，大膽開口問，問到好方法就用，問到沒方法再找別人問，把你的問題說出口，有經驗的人會幫你解惑，有關係的人會幫你帶路，厚著臉皮問總會有答案。

小蓁在高三時罹患血癌，住院治療期間沒休學，拖著孱弱的身體參加學測。從小愛畫畫的她，原本想準備考美術、設計相關的科系，結果因為住院無法交出五十件美術作品，必須放棄，加上之後的五年要持續追蹤按時回診，無法允許她離家到外縣市讀書，未來頓時顯得無路可走。

小蓁哭紅著眼，母女倆呆坐在病房相對無語，我在醫院煩惱到睡不著，在臉書上抒發與孩子共同陷入的困境，結果一位素昧平生的粉絲私訊我，台藝大進修部戲劇系有獨招，要不要試試看？一道曙光照在小蓁身上，完全符合住家裡、持續追蹤回診等條件，彷彿應證了：當上帝為你關了一扇門，同時會幫你開一扇窗。筆試之後，小蓁發揮創意準備術科考試，以舞蹈、踢踏舞和扯鈴等多元結合的才藝表演，以正取第二名成績獲選入學。

這正是願意說出困難、敢「問」才能獲得的人生。求助是一種能力，也許是環境造就及經驗累積的結果，也可能是在家排行老二的情結，沒人幫就靠自己。

多虧合唱團，讓情緒有抒發的出口

合唱團於我，是生命中不可或缺的一部分，更支持我走過無數風雨。那是我高中三年級時，因緣際會到合唱團擔任司儀，因此巧遇國小童軍課的代課老師，她稱讚我的聲音美妙，熱情邀我加入合唱團，就此結下不解之緣。

我從小愛唱歌，曾考上市立兒童合唱團，但因家裡經濟不允許而不了了之；國中時參加歌唱比賽得過獎，高中參加軍歌比賽也得過名。我真的很能唱，而受邀加入成人的合唱團，帶給我一種跳級的喜悅。團裡的大哥哥大姊姊待我好，出去玩帶著我，吃飯看電影帶著我，每天的日子都開心得不得了，也從合唱團前輩的身上得到關愛，學到無私付出與奉獻的精神，唱歌結交志同道合的好朋友，像兄弟姊妹般一同成長。我因為個性主動積極，很快就獨當一面處理團務，維護團隊情誼、設立目標前進，漸漸地，我不再只是一個團員，而是成為領導幹部，挑戰編劇、演員、導演到擔任執行長，非常有成就感。

我和先生就是在合唱團相識、相戀，而後結婚共組家庭。我有金牛座的穩定性，幾十年用心推廣合唱，先生有雙魚座的浪漫和與生俱來的藝術天分，兩人分工合作，我擔任合唱團執行長，負責一切內外所需；他擔任合唱團指揮，全心策劃演出與教學，一靜一動、一快一慢，每週六下午固定的練唱時間，是我們工作之餘的生活重心。

我們帶著一群合唱愛好者一起學習、前進、逐夢，從婚後至今，已連續十七年獲選文化局評選之傑出演藝團隊，每年的售票及公益演出，都交出漂亮的成績單，創造無價的成就感。但經營合唱不易，夫妻共事更困難，我們都是有想法的人，意見相左時會吵架，初期甚至造成夫妻感情失和，曾為了舞台呈現、錄音錄影、服裝經費等團務紛擾，我氣到放話要離婚，這些瑣事都難以評斷對錯，但夫妻倆不斷拉鋸，為了合唱音樂失和，還勞動團員好友當和事佬勸慰我們，兩個相愛的人，沒必要為了興趣搞到兩敗俱傷。

實話說我也不是真的要離婚，是沒招想出來的爛招，這當然不是好方法，只是在求救，希望有人幫助我。

選擇承擔，修練自己學會放下

我對合唱的熱情從不曾消退，可惜現在環境早已今非昔比，卡拉ＯＫ盛行，招募團員不易，要維繫團隊運作越來越難。劇場國寶李國修先生謝幕時曾說：「一輩子能做好一件事，就是功德圓滿了。」合唱這件事，我堅持了三十八年，可以想見它在我生命中的重量，人生的酸甜苦辣都在這裡。

而人就是經營團隊最大的考驗，曾有團員不客氣地跟我說：「你就是鴨霸的大卡車，路上的小車都得讓你，不然就會被你彈起的石頭打到。」這話不是恭維，而是在罵我，當時覺得很受傷，帶著團隊前進，要有方向、目標，資源不會憑空掉下來，要克服困難開創新局，業餘團體不能只靠熱情，要有錢有人才能成事，還要拓展演出、建立人脈、爭取經費。

開創者必須是大卡車，要夠大、夠壯、夠堅強才能達到目標，若為了顧及私人感受及人情牽絆，不能要求不能批評，就像無法開動的大卡車，那走得遠嗎？這輛車載著五十個人，一定要有人出來凝聚共識，擬訂目標及方向，否則多頭馬車要怎麼走？大家都有意見，到底要聽誰的？最後還是做決定的人要扛責任，但代價是要被人議論、被放大檢視、成為箭靶，這有時的確讓願意做事的人感到氣餒，然而放棄是最容易的事，既然要承擔，就修練自己學習放下、看淡，一切交給時間去沖刷，把車上的爛泥沖乾淨，才能繼續開大車走大道。年歲漸長後，看事情的角度及觀點也更臻完善，團體的事盡力就好，任勞也要任謗，該捨當捨，沒有辦法討好所有人，團隊也會有新陳代謝，得失心不要放太重。

幾經波折，意外開創新境界

婚前為了合唱團我經常忙進忙出，母親問我：「是在搞什麼？忙到不見人影？」

婚後先生和我一起推廣合唱音樂，婆婆問我們：「搞這個是能賺多少錢？」

很歹勢，這個志業非但沒賺錢，還要投入許多心力。記得先生剛開始指揮帶團時，團員多已成家立業，因生活忙碌而離團，只剩七名團員、資源不足，有志難伸，一度曾決定解散，我傷心極了，力邀老朋友來聽最後一場熄燈演唱會，沒想到因為大家捨不得散，勉強找回幾個人，湊足人數從小團開始練，慢慢從谷底爬起。過程也幾經波折，先生曾氣得說不玩了，我只好一再勸慰，堅持一下，明年不好再收，沒想到一年過一年的持續努力，竟將合唱團帶出新境界。不拘泥於傳統的表演方式，將通俗流行的經典歌曲重新編曲以混聲四部呈現，並加上多元創新的元素，如戲劇、舞蹈、走位、燈光、投影等，挑戰難度最高的合唱劇演出形式。非音樂科班的指揮老公沒有傳統的束縛，更有他細膩情感的歌曲詮釋，還跨領域用合唱與文學詩詞及美術彩繪結合，將基隆愛樂塑造成一個極具特色的藝文團體，真的非常有成就感。合唱團就是我們夫妻用來平衡工作的忙碌緊張，讓情緒有適當的出口抒發，歡喜悲傷都在歌曲中轉動飛颺，讓心靈能夠澄明潔淨。

母親臥病、女兒罹癌、妹妹中風這麼重大的事發生，我們依舊參與每週的練唱，除了幾次有狀況必須處理而請假外，幾乎都是維持正常練唱。一方面是責任感使然，另一方面則是我們都需要抽離一下，離開醫院見見老朋友尋求支持，然後大聲唱歌釋放壓力。記得小蓁剛發病時，因為白血球太低，完全沒有抵抗力需要隔離治療，我和先生守在醫院不敢離開，合唱團的團員們都是看著女兒長大的叔伯阿姨，大家的心也跟著快痛死了，不便探病就透過視訊讓大家關心還躺在病床上的小蓁，一人一句接力鼓勵，還看到畫面上幾位阿姨偷偷拭淚，我也轉頭跟著偷偷掉淚。

有傷有痛，更要說出來

每個人面對事情的處理方式都不一樣，有人遇上家人生病的考驗，就會停止手邊一切休閒娛樂，全部心神投入照顧病人，甚至覺得自己不可以開心，不應該歡樂，否則就像是無視家人在受苦。但我選擇讓日子回歸正常，該做什麼就做什麼，規律工作、唱歌依舊，讓自己有事做就不會胡思亂想。面對無法預期的未來時，更要讓親近的朋友關心你，拉開心門讓陽光透進來，不要獨自躲在心牢裡悲傷。

我並不是沒有擔憂，就是習慣把事情說出來。當局者迷，旁觀者清，經常別人一句話語就可打破你的執念，即使只是「訴說」，也是很好的情緒抒發和梳理，每說一次自己就會再聽一次，有時也會忽然開竅頓悟，氣憤怒火能稍歇，委屈痛苦被撫慰，甚至突然開竅自動長出智慧。

對我而言，面對再多的苦難，只要能跟好朋友說說話，說著說著就平靜了。這種類似集體治療的方式就是助我重新充電的法寶，我這輩子幸運結識了一群有志、有識、有恆的朋友，有許多相同的處境，可以交流面對長輩、照顧子女、維繫手足的經歷，他們適時給予我支持的力量，帶我度過許多情緒風暴。

面臨逃避不了的問題時，最好的方法就是「解決它」，集思廣益沉潛消化悟出心得後，問題就再也不是問題。照顧病人是勞心勞力的事，健康的身體很重要，要睡好覺儲備體力來應戰，但最難掌握的就是情緒，在複雜的計較心驅使下，我拿手上的尺來度量世界，把自己的標準放在別人身上，不達標就生氣，太冷淡就抱怨，點點滴滴都在揣度計較，尤其在體能耗弱、思緒打結的時刻，恨不得將一干人等都抓進來抱怨，都是你們害我這麼辛苦，但是這些人並不知道我心中的憤怒，我就轉向波及無辜的家人。

一再被我的情緒拖累、當垃圾桶的人就是我先生。他個性沉穩處事很有定見，他真心體會我的感受，適時替我抱不平，許多夜晚聽我滔滔不絕細數別人的不周全，總能在關鍵時刻安撫我。但我們也曾經大吵一架，只為了他不想火上加油跟著我數落別人，反而助燃了我滿腹無處發洩的怒火，我覺得他沒站在我的立場幫我說話，理智被吞噬，幾近歇斯底里地用別人的過錯懲罰自己和另一半，白天的身體勞累加上晚上的情緒轟炸，真的好傷！激辯後兩個無言的人，背對背坐在床邊，沉默著等待對方說點什麼？半睡半醒地撐著，凝結的空氣與昏暗的光線，讓我頭發昏眼迷離，一切都是我的心魔，狂亂後什麼事也沒改變，放過自己吧！

多年後我學會，生氣時少說一句，只要少說一句就好，如果事情不急，就明天再說，先好好睡一覺，別浪費身體的最佳充電時間，緩一緩想法會改變，只要能沉得住氣，換個角度來看待事情，情緒難關就能過去。

對一個愛說話的人而言，充分給予說話的機會和空間很重要。我的個性直率，有話不說簡直比死還難受，不說是會生病的，只要說出口就好了一半。這輩子我最要好的朋友是先生，他是一個好聽眾，我們有共同的興趣、無話不談，所有的事我都會說給他聽，還有一群合唱團的好朋友、姊妹淘，他們適時給予我支持的力量，願意成為我情緒的超級垃圾桶。長照之路已經很拚體力，不能再連心神都虧下去。

我靠說話舒緩情緒，我用合唱撫慰心靈，但是我仍舊會累，因為照顧的過程身心實在耗損太大，需要時間來修復。人生不可能永遠風平浪靜，狂風驟雨中，記得為自己保有片刻歇息，有喘息就能回復，便能再度找回內心的穩定與安寧。颱風天莫去觀浪，風雲變色別去登山，趨吉避凶才能免生枝節。

我很認命，事情已經發生，必須有人承擔，我會面對處理，不推卸責任。

我也很不認命，面對困難不是逆來順受、隨波逐流，而是積極面對、克服困難。

慶幸自己有能力當一個照顧者，很多人說我很孝順，其實我不是孝順，我只是在家人生病時沒有逃。

11 要送機構，還是居家照顧？

不得不面對的老後問題

回家是一條漫長的路。

曾經有朋友因為跌倒受傷摔斷腳，雖然手術順利，但復健之路走得非常辛苦，因為住在老公寓的三樓，爬樓梯成為回家最大的障礙，需要兒子揹他上下樓，但年輕人無法常請假陪他復健，只好靠著瘦弱的老婆當人肉拐杖，結果自己腳傷還沒好，老婆卻也受傷了。在兩敗俱傷之下，餐食得靠兒子宅配送便當（當時還沒有外送平台），但兒子無法兼顧照顧及工作，又擔心兩老在家無法自理，決定先租有電梯的房子，讓父母養傷。一年後兒子賣掉老公寓，換一間有電梯的小房，一勞永逸解決問題。老房子再好再大，也已經回不去了，電梯對年長者來說，還真是了不起的發明。

母親老年生活的第一個考驗，同樣也是老公寓的樓梯。長期受膝蓋疼痛之苦，二十年的獨居生活，上下樓梯越來越吃力，吃止痛藥未見舒緩，打玻尿酸也未改善，甚至還尋求民俗療法，但膝蓋退化似乎是必經之路，考驗著老年生活。後期母親回家真的是「爬」樓梯，在樓梯轉角處放張小椅子歇歇腿，分段式上樓，要爬很久才能回到四樓的老家，到後來母親下樓必須扶著欄杆倒退走，走路也是拖著腿緩步佝僂前行，不得不終結獨居生活來依靠子女。

老一輩認為，女兒是潑出去的水，所以她就搬去跟兒子住，哥哥家是在二樓，少走兩層樓，膝蓋負擔還是少很多，而我住附近也能常常去探望，有兒有女在身邊照顧的生活，讓老人家頗感安慰。

最舒服親密的相處時光

母親臥床前一年，個性有了一百八十度轉變，變得很好相處，不再大呼小叫罵人，而哥哥家因為怕小孩分心，家中雖有電視機，卻沒安裝有線電視，母親幾十年的電視老兒童也只能被迫戒看電視，剩下收音機隨身相伴，這樣也好，讓眼睛省點力。平日大家都忙，母親空閒的時間非常多，該如何打發呢？白天經常見她坐在客廳發呆，午餐時間也只有她一個人在家，我因為工作時間彈性，就常跑去找媽媽，她變得很好揪，我常帶她去吃小館子、載她到河濱步道吹吹風、陪她在社區公園晒太陽，這是母女倆相處最舒服親密的一段日子，我可以挽著她的手散步，真是很難得的畫面。

她不再抱怨生活瑣事，問她什麼都說好，為了打發時間，我買了彩繪畫冊給她著色，她戴著老花眼睛畫畫的模樣好可愛哦！她笑著說：「拿筆比拿鍋鏟還重，真歹命！」這是一種勞務做慣了無法坐辦公桌的感慨。無聊的下午，她躺著聽收音機，吹電風扇，在孫兒放學前準備好點心和晚餐，無論大家幾點回來、分幾個時段用餐，她都會陪坐到底。

某回我規劃了一場難得的小旅行，帶母親去蘭城晶英酒店住一晚，母女倆享受櫻桃鴨搭配台啤的暢快，難得獨處談心，從飯店大片玻璃窗遠眺視野遼闊的蘭陽平原，走不動就待在飯店看風景，這一趟輕旅行，我和母親同睡一張雙人大床，聞著她身上長期吃藥的體味，聽著她豪邁的打呼聲，有點陌生感，卻又無比親切。

換個地方睡一夜就回家的旅行，她還記得冰箱裡有在飯店餐廳未吃完打包的菜餚，心心念念要帶回去，算準時間退房回到家，正好可以給剛下課的孫子當晚餐。其實我有點吃味，刷卡付錢的是我，結果她把打包的愛心都留給哥哥家的孩子，完全沒想到要留給我的女兒。

類似的事情妹妹也有同感，某次聚餐吃火鍋，孫子們下課陸續抵達餐廳，母親一再提醒要把牛肉留給內孫，幾個孩子互相看了一眼，這是不准我們吃的意思嗎？沒人敢問，只是眼巴巴看著那一盤牛肉。

長輩的心有時很難捉摸，以前我抱怨母親偏心，她都說手指伸出來不一樣長，但是咬了每隻都會痛，說我當媽媽就知道，還說我愛計較，但是眼前為了一盤牛肉露出的「分別心」，不是偏心是什麼？孩子癟嘴看著我，此時我當然不能火上加油，雖然我相信她未必是偏心，但孩子們的感受母親她懂嗎？這一桌火鍋要怎麼吃才能圓滿溫馨？而且還是我付的錢，真是我太計較了嗎？

台語說：「皇帝愛奸臣，父母疼廢人。」父母總會莫名疼愛相對比較弱的孩子，希望把資源多挹注給他，也許這對他們來說才是公平，但這到底能幫孩子變得更強，還是反而害他更弱？長輩永遠不會承認自己的思維有漏洞，我還被母親反控：「我是怎麼生你的，這麼愛計較？」說我愛計較，這說得通嗎？

我揣度母親的心情，她是明白人，子女的家庭經濟狀況都看在眼裡，這盤牛肉其實是對我和妹妹的肯定，她知道我們把孩子的三餐照顧得極好，反觀哥哥、嫂嫂創業拚搏，投射母親當年開饅頭店的處境，三餐不定，內孫的飲食在阿嬤看來，就是怕他們餓著，要看著他們吃才算飽。阿嬤疼孫是無私的寵愛，給孫子的零食她超大方，基隆委託行各式各樣進口的糖果餅乾她都買，再分送到三個子女的家，這是孫兒孫女們對「零食」的美好記憶，阿嬤的愛源源不絕。

我不讓孩子吃飯前吃零食，但只要阿嬤在就會破功，她總是說：「沒關係啦！給小孩吃啦！正在長，晚餐還是會吃很多啊！」媽呀！你明知道我的女兒胃口小，晚餐吃了一小時，食物還含在嘴裡，怎麼會沒關係呢？不要幫倒忙好嗎？阿嬤對孫輩和對兒女態度差很大，對兒女是打罵，對孫子是寵愛，這些阿嬤揹著、抱著長大的孩子，舉凡洗澡、餵飯、哄睡、玩耍，都有阿嬤給的幸福記憶，被阿嬤疼愛的感覺，在許多照片和影像中永久留存。

強壯的靠山，一夜之間倒下

我是家中最晚結婚的孩子，待在父母身邊最久，在饅頭店跟著母親做事，目睹她的辛勞，印象中除了生病，從未看過她閒閒沒事地躺著，久站工作的代價是雙腿嚴重靜脈曲張，她小腿後側浮凸的靜脈瘤，像是爬滿蚯蚓的山丘，誇張如成串葡萄，是一天站十幾個小時做

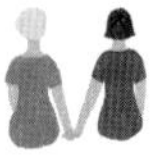

饅頭，經年累月耗損操勞的印記。為了治療靜脈曲張，在手術前抽血檢查時，才意外發現母親有糖尿病。

她一人扛起全家生計，為養育子女讀書長大，不識字的母親拚命工作賺錢，臨老身體開始反撲。身體反應真的很直接，你怎麼對待它，它就怎麼回應你。我明白久站的傷害，因為自己也常踩著高跟鞋，長時間站立主持活動，真的超累，幾小時挺直著腰桿，腰痠背痛到彷彿快斷掉，我自知久站工作損傷很大，工作後都會抬腿舒緩、油壓按摩，而母親卻只會忍耐。養兒方知父母恩，長大才懂娘的苦。靜脈曲張手術後，我幫母親換藥，小腿上成串葡萄已全數摘除，但因為有糖尿病，傷口癒合緩慢。母親把最好的青春給了我們，過往的健康也不復返，現在她需要幫忙，子女齊心想回報守護她。

記得站在加護病房床邊握著她癱軟的手，摸著她童年因種田時不慎被鐮刀割傷關節而彎曲的手指，我搓揉按壓這雙養育子女、帶大孫兒的手，厚實的手背上有大片瘀青，卻找不到血管可注射點滴，沒有一點力氣，我心疼喊著：「阿母醒醒！媽！媽！不要睡了，快醒醒！」看著她因插管貼滿膠帶的臉龐，腫脹的臉和溼潤的眼角，強壯的媽媽，我們永遠的靠山，她真的倒了。

為家庭撐起一片天的母親，現在變成失能老人，這是她料想不到的結局，感情上我真的放不下母親，豪邁好動的大姐頭，被困在病床上動彈不得，身體不能自主，腦子卻明亮如鏡，要如何接受自己變成這番光景？要如何平復命運的怨懟？要多久才能接受放下？

我曾想過要送母親去安養院，臥病的她身上雖然有氣切管，但還可以自己咀嚼進食，就是需要看護幫她翻身、抽痰、換尿布、餵食，如果病患還有鼻胃管、尿管，在照顧的需求和耗材就會不一樣，在養護中心則又是以不同項目來計費，家屬亦可提供生活所需的藥品供看護照顧使用。但即使安養院能細心照護，我實在於心不忍，又怕被怨嘆「不孝」，母親雖無法支配身體，但頭腦意識清楚，被遺棄的感覺勢必非

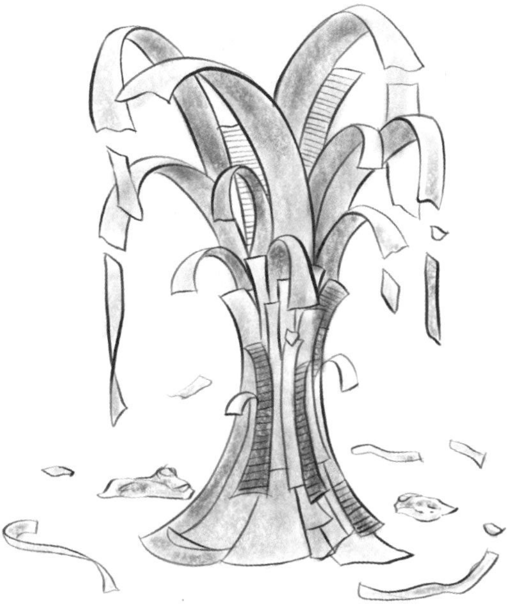

好似永遠不會倒下、歷經種種考驗仍頑強跨越的母親，下半生卻被困在病床上動彈不得，彷彿這棵貼滿繃帶的大樹，仍不敵命運而逐漸凋零。

常強烈，一想到這裡，我就無法再往安養院一途想了。

她曾經為家庭拚搏，現在她倒下來了，孩子將她棄之不顧，如何能向已逝的父親交代？又怎麼對得起自己的良心？這個念頭塞滿我的腦袋，於是我執意回報母恩，但面對現實狀況，如果不送安養院要怎麼照顧？子女間該如何分工？要怎樣做才是最好？這些都無法有定論，兄妹間各有定見，但都在等著誰先開口，各自的姻親也在等待結果。

其實我原本並不排斥送安養院，可是當手足開出第一槍時，我竟立即跳出來反對說：「這樣對母親太殘忍。」明知道照顧這條路看不到終點，還是很義憤地說出母恩浩大論，於是成功影響未來需要長照的方向，一致認同親情倫理大過天，所以我們要自己照顧。但下一題是：由誰來照顧？大家沉默，於是就由提議的人扛責任，恭喜我得標，帶回臥病母親。沒有掌聲鼓勵，而是承擔的開始。有人問我為何要扛起照顧母親的責任，我的標準答案是：因為我家有電梯。

與母親五十多年的母女情，愛恨交織，很複雜、也很難瀟灑，因為我的不忍心，拿到這張居家長照的入場券，四口之家三個房間，得挪出一個空間給臥床的母親和看護，這只是基本條件，從醫院回到我家，生活所需得逐一添購，電動床、抽痰機、輪椅、便盆椅，屋子裡所用的東西都慢慢添購出來，如同肩上的擔子，越壓越重。

我是職業婦女，即使是專業主持人，也要面對家庭和工作，我必須找到平衡點，才能讓變成六口之家的生活順利運作。外籍看護是我的得力幫手，她一肩扛起照顧母親的日常，我假日要採買一週所需，網路宅配幫我節省不少體力，先生會固定網購母親的尿布、奶粉、營養補給品，長照路上，我們邊做邊調整，漸漸形成新的生活模式。

我經常牽著母親的手，在飯廳與她並肩而坐，氣切後她只能點頭搖頭，這樣的溝通模式無法聊天，要透過觀察來猜測她的需求，難度頗高。看她皺眉頭、聳肩、用力，我猜她想排便，母親搖頭又點頭，什麼意思？猜不到。後來聽到一串響屁才明白，她笑得很不好意思，而臉部表情持續擠壓扭曲，不久聞到臭味，才知道她已經直接坐在輪椅上，包著尿布排便。這是難以想像的考驗，她經歷便祕、用力卻排不出來的痛苦，若是沒人發現，她要繼續坐在一大包異物上。

臥病奪走老人的尊嚴。我們手髒了會去洗手，這麼自然的事，但她排便後只能坐著等待，母親性子急，這輩子最怕的就是等，而餘生要在無數的「等待」中度過，吃喝拉撒自己都無法做到，只能等著被協助，分分秒秒都是難熬的磨難，每天都有的場景把母親的性子消磨殆盡，她承受著苦，我看著也苦，把屎把尿的辛苦，身在其中才知道。

老後生活可以自己決定嗎？

曾經訪問過單身作家張曼娟，我問她老後生活想要由誰來照顧？她說：「期待屆時能有機器人的選項，不要打擾她寫作，只要幫忙處理家務即可，其他都能自己來。」

現在老後有許多選擇：養生村、同居共住、青銀共居、銀新未來城等。不想麻煩小孩、自立自強的新世代老人越來越多。但真的能自己選擇嗎？這些選項都要考慮口袋夠不夠深，而且前提是要有健康自主的身體。

無論失智或失能，首先失去的就是決定權，事先交代可以省去許多麻煩，也才能更貼近自己的期待。多聽聽照顧者的經驗分享會有概念，曾有朋友分享他選擇長照機構的經驗，家屬想挑優質的安養院，其實安養院也想挑容易照顧的病患，據說失智症是最不受歡迎的，因為好手好腳還會亂跑，更會大呼小叫跟你吵，經常日夜顛倒來煎熬，這種不受控的病患，最不容易照顧，而看護喜歡處理的類型是臥床加鼻胃管的病患，只要照表操課，餵食、清潔、換尿布最好，不吵、不鬧、不找麻煩、不太有情緒反應的失能者最受歡迎，但這樣活著的意義是什麼呢？

做好準備，人人皆有可能成為照顧者

每個人都有可能成為下一個照顧者，一夕之間天堂變地獄。

一位朋友的父母教職退休，八十幾歲的老夫妻彼此相伴，有自己的房子和社交圈，子女很放心讓他們彼此相互陪伴生活。偶然間，他們發現老先生經常摔得鼻青臉腫，深怕他們在家發生意外，於是就在家裡裝上監視器，方便隨時監看父母的居家狀況，沒想到意外發現，老爸爸不是摔傷，而是被老媽媽毆打。

原來是失智的老媽媽出手，老爸爸不願離棄太太，隱忍謊稱自己跌倒，子女從手機監看畫面才知道，老媽對老爸動粗，打頭踹身體，連續羞辱咒罵，甚至不讓他睡覺，整夜就在屋子裡走來走去，還不斷打電話給在國外的兒子，躁動不停歇。若不是親眼所見，子女簡直無法相信老爸渾身的傷是老媽造成的。

遠在天邊的孝子則開始下指導棋，要手足立刻安排隔離兩老，老媽媽具攻擊性，屬思覺失調，經評鑑要送精神病院，老爸爸則年邁行動不便，雖可送安養院，但老夫妻彼此牽掛想念，卻不能放在一起照顧，要安撫情緒很費勁。安置兩老的床位不只要排隊等待，還得四處請託關係幫忙，明明有自己的房子，卻無人力能夠居家照顧，且兩老必須隔離，申請外籍看護又緩不濟急，疫後嚴重缺工，花錢還請不到人，連違法臨時僱用的看護也無預警落跑，朋友只能先放下一切，照顧老爸老媽。

然而才相處一天，朋友便要抓狂，因為兩老隨時有狀況，無一刻停歇，身心俱疲不足以形容，尤其還面對手足的壓力，恨不得一頭撞死算了，花了好長的時間穩住心神、克服困難，終於分別安置妥當。父母一雙、出事一對，沒手足分擔會很慘，有手足只出一張嘴更慘，朋友沮喪得一夜白了頭，無法想像後續的日子該怎麼過。

未來，社會上還有更多單身老人的問題，沒有子女要交代誰？這是社會責任還是無限商機？我是照顧者，照顧過老人和小孩，兩者心情完全不一樣。老人狀況只會越來越不好，各項照料工作只會越來越多，即使再努力都還是會走到衰老的終點；小孩不一樣，因為有希望會痊癒，即使千辛萬苦也會咬牙撐住，老小同樣都是照顧，心境卻大不相同。

長照更是一條漫長的道路，無法預知要多久？送機構後，如果可以就近經常探視也很好，但要考慮金錢上的花費能否承擔；在家照顧則要衡量實際居住狀況，也可多利用目前的社會資源，選擇居家服務、復健到宅服務、喘息服務、交通接送服務等。

（欲了解該如何在居家還是機構照護之間做選擇，請參照附錄一。）

12 照顧，沒有一定的標準模式

非關醫療技術，而是面對死亡的態度

英國女王伊莉莎白二世以九十六歲高齡辭世，她在辭世前兩天還接見時任英國首相特拉斯（Elizabeth Truss），換言之女王僅臥床一天，健康、活躍到最後一刻，是成功老化的最高級典範。歐美各國臨終照顧平均約三週，台灣老人平均臥床時長竟達九年，為何時間差距會如此之大？這非關醫療技術，而是面對死亡的態度與觀念。

在台灣，醫院會強制給予維生系統，生命可以靠儀器維持並延長，因為沒人願意背負不孝的罵名，救與不救都有爭議，就算是已簽署放棄急救書，關鍵時刻只要有家人反對，醫護就會全力救治，保命為先；後續照料則是另一件事，許多長輩在非自主意願下存活下來，過著無法自理的臥床生活，但沒有品質的生活意義何在？

父親癌末時由母親獨自照顧，生命後期選擇安寧病房，多虧有專業協助，父親才能在低度醫療的和緩照顧及家人的陪伴下，安心走向人生終點。

公公中風成植物人，因為插管急救，而後氣切仰賴呼吸器維生，只能住進呼吸療護醫院長達五年，醫生說這是尚存一口氣的掃墓，至少人還能夠看得到、摸得著。我們無法決定生死，結果讓一向風流倜儻的公公臥床延畢，最後簡直是形貌枯槁，不忍卒睹。

母親是多重器官衰竭，在加護病房時，由三名子女的三個家庭，接力探視。轉入一般病房後，先透過醫院聘請台籍看護二十四小時照顧，離開醫院準備返家前即開始申請外籍看護，準備長期抗戰。

女兒罹患血癌時尚未成年，我成為全心陪伴的照顧者，女兒歷經八個月的化療及標靶治療後重生，才回歸正常生活，定期回診持續追蹤。

妹妹腦溢血中風時，住院期間也是聘請台籍看護，復健治療期間才慢慢由家人接手，康復狀況良好，出院後持續回診追蹤，漸入佳境順利重返職場。

面對幾次家人生病，每次處理方法都不一樣，沒有標準模式，都是獨一無二的經歷，雖不是身經百戰，倒也算經驗豐富，然而個中滋味絕非一個「苦」字足以形容。

少子化已經是國安問題，年輕人要工作及照顧家庭，若還得長期照護家中的病老者，無論是失智、失能、疾病重症，都是勞心勞力的負擔，若是不想將家人送至安養機構，就得聘請外籍看護在家照顧。年屆中年的我們扛著沉重的家計，正是賺錢養家最忙碌的階段，而居家照顧母親要有空房間安置，還要有看護協助，四口之家忽然變成六個人的居所，對整體生活作息影響不小，軟硬體的需求也得以母親的需求為第一優先。

居家照顧，才是考驗的起點

台灣開放申請外籍看護以來，聽有經驗的朋友說，外籍看護多反應遲鈍又教不會，而家庭看護所需的專業照顧技巧及衛生醫療觀念都未必到位，加上語言溝通和生活文化差異問題，造成許多雇主和外籍看護之間的摩擦與爭執。人員素質難掌握，花錢也無法保證品質，雇主擔心受照顧者被看護凌虐，或是受照顧者因病變得乖僻挑剔而讓看護受不了，甚至還會逃跑，縱使有仲介翻譯居中溝通協調，但是否能度過磨合期都有風險。

母親救回一命，生命跡象穩定，需要定期回院追蹤，離院前醫院有專人協助提供出院準備參考，但申請手續還是挺繁複，例如：開立「病症暨失能診斷證明書暨巴氏量表」，以及申請「特定身心障礙手冊」。這些都是聘請外籍看護所需的文件，但如果出院時才申請的話無法立即銜接上，透過仲介和醫院的協助，才能迅速備齊資料。聘任外籍看護有一定的程序要跑，但挑選合適的看護，雇主僅能從列印在一張A4紙上的人選，上面有照片和簡單的文字敘述，從中來找尋並決定適任者，簡直就是擲筊碰運氣。

也許是上天眷顧，我們媒合到一位正準備離台的印尼看護，她願意照顧臥病老人，見了一次面後我們馬上決定僱用她，並讓台籍看護與這位印尼看護盡快交接。而實際照護母親一段時間後，才發現這個已經來台灣工作幾年的印尼看護仍不太懂中文，語言溝通能力不佳，讓她幫母親洗澡她說好，要她幫母親換尿布也說好，儘管口中說好，但她仍持續在做手邊的事，才知道她並沒有聽懂指令，只會統一回答「好」，只能啟動比手畫腳溝通模式，先做一次給她看，再慢慢講一遍給她聽。

幸好母親在醫院時我已學會如何照護，依照母親每日生活的需求，我從頭開始一步一步教，就跟教導小孩一樣，把照顧模式建立起來，訂定規範，並要求每天照表操課，看護果然很快就能獨立作業，勤勞不偷懶，之後的日子我和母親都不能沒有她。

長期照顧如果沒有外籍看護，我想我會先倒下了吧！母親體重超過七十公斤，我連抱都抱不動，臥床的她要如何移動呢？**回家照顧才是考驗的起點，看不到終點，沒有退路，只能**

往前。

照顧母親的印尼看護屬於宅女型，她不喜歡出門，加上她也想多賺點加班費，例假日也都是待在家裡照顧好母親，變成全年無休，跟著母親的作息一起吃一起睡，唯一會休假的一天就是在印尼國慶日。這一天我們就會手忙腳亂，甚至度日如年。

沒有看護，寸步難行

記得有一次我因為有工作，就叫妹妹請假來家裡幫忙照顧母親，妹妹不會抽痰，我早上出門前先幫母親抽乾淨，午餐也準備好讓妹妹陪母親吃，安排好一切所需再出門。過中午回到家，妹妹悠哉地坐在床邊滑手機，母親安靜躺著聽收音機，看似一切都好，妹妹卻說母親不吃東西，連水也不喝，兩人都不知道該怎麼辦才好。

我讓妹妹先回去上班，換好輕便的家居服接手照顧。我坐在床邊一整個下午，隨時照看母親的需要，但她還是沒動靜。躺在床上的母親與我互看，我問她：「餓了嗎？」她搖頭，再問：「喝水好不好？」她也搖頭。勉強讓母親側過身幫她順順背，結果卻讓她咳個不停，拿吸管讓她喝點水潤潤喉，又嗆咳得更厲害，咳到氣切管上的紗布噴飛，她的上衣和床邊都髒了。我轉身打開抽痰機，快速幫母親抽痰，然後換衣服和擦床單，結束第一場戰亂。包了一上午的尿布也得換新，從脫褲子、撕開並拉掉溼重的尿布，擦乾淨換上乾爽的尿布，再穿上褲子，我已經滿身大汗。唉！我真的當不了看護，我連獨立照顧半天都撐不住。

還有一項體力活我也無法獨立完成，就是幫母親洗澡。雖然離開加護病房後的第一次梳洗是我完成的，但也是在台籍看護的協助下才完成。當時母親坐在便盆椅上，我拿著蓮蓬頭幫她沖洗身體，動作有點生疏，這是幫女兒洗澡之外，第一次幫其他人洗澡，而為臥病老人洗澡，沒有玩水、泡澡的歡樂笑聲，病房浴室除了流水聲外，安靜得可以。

我試著打破沉默：「阿母，你生病了，命是救回來囉！復健需要努力一下，沒關係哦！我會陪您，您也要加油哦！」第一次幫母親洗澡的心情很複雜，兩行淚隨著嘩啦啦的水聲從臉頰流下來，我握著便盆椅的把手，跪在地上看著水流沖走髒汙，沖走母親生活自理的能力，也沖走母親聒噪的大嗓門。這一天開始，她沒再幫自己洗過澡，被停權的沐浴之樂，爾後全仰賴看護代勞。

最親近的陌生人

當初挑選看護要面試時，仲介公司說離家多年的印尼人，在海外還會持續念經禮拜，會是善良乖巧的人。這位看護要與我們住在同一個屋簷下一起生活，「信賴」就很重要。

果然仲介的觀點正確，穆斯林一天要禮拜五次，齋戒月要從日出到日落間禁食，整天連水都不能喝，她會在清晨天亮前起床弄東西吃，太陽下山後才吃晚餐，即使天氣很熱也是整日不喝水，簡直是挑戰人體極限。

印尼人不吃豬肉，而台灣人吃豬肉的機率很高，確實造成了不少生活上的不便。有一次她不小心誤食含豬油的糕餅，當場大哭起來，嚇得我趕緊跟她道歉，之後都會特別幫她留意食物成分。外出上餐館也常被搞得很緊張，為了安心，她會一直問或乾脆選擇不吃，我擔心她沒體力，她擔心會破戒，而無論是她的飲食或健康，都是我的責任。有時她還會隱瞞身體不適，忍到很嚴重才講，通常已經與母親相互傳染，我只好一起帶去看醫生，一打二同時照顧看護和我媽。

我家的廚餘桶也常有意外的驚嚇。我負責採買食物，所以看護對食材價格一點概念都沒有，再貴的東西，只要她不吃就丟掉，一點也不覺得心疼。有一次我親自料理的清蒸石斑魚，一餐沒有吃完，整顆魚頭完好，魚身都還有肉及魚鰭，結果被她整條扔進廚餘桶，我簡直氣炸了；也曾遇過整鍋蓮藕及雞肉都被丟掉，理由是湯已經喝光，又以為蓮藕是藥材不能吃，我真是超傻眼，為什麼不問呢？問一下我就會解釋呀！白白浪費食物，屢見不鮮讓人為之氣結。

看護在我家多年，就像家人一樣，當她期滿提出直聘的要求，即使我很怕麻煩，還是為她奔走辦理，來回跑了幾趟才完成直聘手續。豈料麻煩事不只一樁，她竟開始要借錢和預支薪水，理由是家裡淹水、屋頂被颱風吹飛、母親過世、女兒要繳學費要買電腦、哥哥小孩生病……族繁不及備載，不斷地預支、更新借據，每個月從薪水中扣款，還沒還清又要預支，重複循環沒有停過，讓人非常困擾，不借她太無情，要借她難消停，為了讓她無後顧之憂我還幫她加薪，希望母親能得到穩定的照護，有一種人在你手裡我穩輸的無奈。

找人分擔重任的外掛業務

雖說情緒勒索太沉重，除了和臥床的母親綁在一起七年，我有時還會因為看護的情況影響到情緒。外籍看護遠赴異鄉打拚，打電話回家是排解思鄉之苦的唯一途徑，早年聯繫家人得買電話卡，到公用電話亭排隊打電話；現在透過網路和手機，即使離家多年也能透過視訊看著子女長高長大，稍解鄉愁。領薪水當天，看護一定要去印尼店匯款，因為家人要錢催得凶，只要聽見她和家人通話時吵架，看到她紅著眼眶，就知道又是家裡需要錢。不過，只要她沒完沒了地講電話，母親就只能乾瞪著眼不得安寧，為了讓母親睡好覺，我就得幫忙解決看護家裡的事，才能耳根清靜。

有一回她說手機快死掉了，印尼同鄉推薦她一款買過的手機，今日特惠最後一天，她吵著要買，先生在網路上幫她看其他品牌，她推說用不慣而且太貴，硬要買五千元的優惠手機。感念她照顧母親多年，好吧！喜歡，太太買給你！透過看護說的一頁式網頁買了新手機，幾天後手機寄來了，卻長得很奇怪，有一顆怪異的蘋果商標，無法充電，也沒有觸控，這才發現竟然是買到玩具手機，讓我臉都綠了。

外籍看護也是一個成年人，會有經濟問題、人際關係、情緒波動、個人好惡，這些都是為了找一個人進家裡分擔照顧臥床母親的外掛業務，雇主只能照單全收，因為她好，母親才會好；她不好，母親首當其衝。愛屋及烏要從同理心開始，每次碰到新狀況要處理而心有不甘時，就想著母親的好，當想不出來也得不到安慰的時候，就告訴自己，盡力就好。

審慎評估，選擇最適合的照顧方式

長期照顧，家人需評估自身體力、工作型態、經濟狀況等條件，無論是選擇居家照顧還是安養中心，都要有家人支持。母親是失能者，除了聘請看護居家照顧之外，還有護理之家、安養中心或長照機構的選項。由於失能者的生活就是吃、喝、拉、撒、睡都在床上，機構只能幫忙滿足這些生理需求，對於無法如常與人互動的母親來說，生活勢必更加侷限；我們為了能陪伴在母親身旁，給予她關懷與鼓勵等心理層面的支持，居家照顧理所當然成為我們的共同選擇。

對狀況較佳的長輩而言，機構生活是挺不錯的，有人可以陪伴聊天，還能交朋友相互支持，不用自己料理三餐也能攝取營養均衡的食物，甚至還會有許多活動、學習課程、娛樂休閒可參與，例如聽老歌、唱卡拉OK、看電視電影、手作遊戲、緩和運動、蒔花弄草等，這些都會比獨居或單獨與看護生活更有趣。長輩能獲得妥善照顧，子女能安心工作，假日抽空探視共享天倫之樂，不必擔心長輩獨自在家會有危險，還能擁有各自安好的生活。

有些晚輩深怕背負遺棄家人的罪名，硬要扛起一切，長期勞累耗弱的結果，影響健康又拖累家人，甚至因情緒打結而變成憂鬱症，把自己逼上絕境。若要自行居家照護，一定要審慎評估自身的能力，千萬不要造成雙輸的情況。

人是感情的動物，相處越久，感情就越深。多年來母親只要一有狀況，看護也跟著憂心到吃不下睡不著。她有一條護身符項鍊，幾次母親身體不適，她會拿下來掛在母親身上，為她祝禱祈福。其實兩人關係很微妙，現實上母親在她才有工作，母親不在她就失業，但情感上又是如此緊密相依。

母親在家中自然衰竭，於睡夢中辭世，看護是第一個發現的人，也是哭得最慘的人。七年生命共同體的日夜相處，可說禍福與共，忽然畫下句點，怎能不憂傷？反倒我是平靜的，該走的路、該做的事都已完成；看護的情緒較複雜，因為她安穩的日子將有新變化。她哭到眼紅鼻腫，我將她擁入懷中疼惜，安慰她：阿嬤這樣很好，身體不受苦了，我們要替她開心。謝謝外籍看護用青春歲月在我家照顧陪伴，然而人終有聚散，生活都要重新開始，帶著祝福往前走，希望彼此未來皆好。

（欲了解申請看護的流程與注意事項，請參照附錄二。）

13 打造一個安適的居家環境

用汗水打造的家

家是遮風避雨，帶來溫暖希望的地方，是我成長的搖籃、可停靠的幸福港灣，也是靈魂的棲息之所。我出生的第一個家，是父親自己砌磚頭、用瓦片蓋屋頂所築起的平房，環境簡陋但充滿歡樂與愛。

母親是台南人，十三歲喪母，被迫當小媽媽，照顧三個年幼的弟弟妹妹；十八歲嫁給湖南老芋仔後，仍持續愛護弟弟妹妹們的家庭，是位了不起的大姊。雖然與丈夫年紀相差懸殊，結婚初期語言也不通，但夫妻倆胼手胝足，努力生養三名子女。

父親在台灣肥料廠服務，工作穩定，為追求更好的生活，與朋友合資蓋樓房，卻因不諳法律遭受欺騙，錢和房子都沒了，父親為此抑鬱在心卻無能為力。遭逢此噩耗，樸實勤奮的母親靠著雙手盡力補貼家用，她自製愛玉，擺攤賣米苔目、削甘蔗，還在家門口設彈珠台、賣冰，只要能賺錢，什麼活都做，甚至懷著身孕還去經國管理學院挑磚頭蓋校舍，漸漸成為家裡經濟的主力。

有一段時間因為沒有自己的房子，我們經常搬家，一家人擠在一個房間，吃飯做功課都在同一張桌子上，好不容易熬到父親工作的肥料廠釋出房舍，我們才終於有了屬於自己的房子，是公寓四樓一戶有房間、客廳、廚房、浴室等功能具全的家。

不久父親退休，卻又因交友不慎慘賠退休金，被環境所逼，母親還去承包協和電廠蓋煙囪工人的伙食，供應三餐及消夜，從採買、料理到製作便當，全程自己包辦。而後兒女漸長，母親自覺家庭責任加重，決定放手一搏自己開店創業，跟父親的山東同鄉學做包子、饅

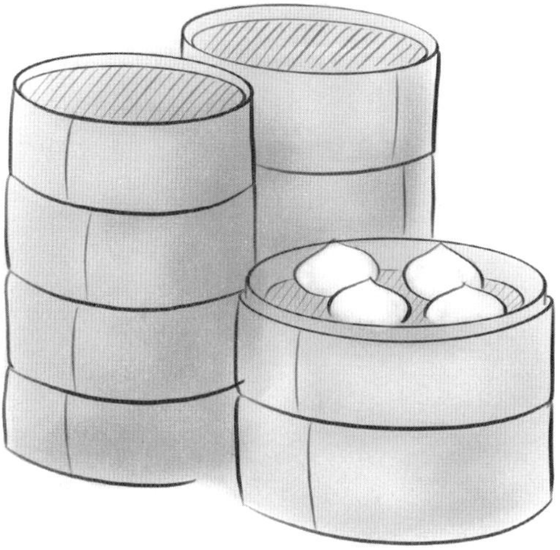

樸實勤奮的母親靠著雙手自己開店創業，跟父親的山東同鄉學做包子、饅頭、槓子頭、酥餅，努力給我們一個安穩無憂的溫暖家庭。

頭、粿子頭、酥餅，初學乍練兩週，即租下店面、買齊設備，開起早餐店。

三個孩子在中學時期，各項花費驚人，錢不夠用，母親賣完早餐還跟著葬儀社去吹喪禮樂曲，她根本不懂音樂，僅拿著樂器裝裝樣子，穿著儀隊制服混在樂隊裡跟著走。為了多賺點外快，母親從不在意別人異樣的眼光，只要能如期繳帳單，不耽誤孩子學習成長，她什麼都願意做。

母親總是受人點滴，湧泉以報，憑著豪爽性格在菜市場裡結交了許多好友，經濟拮据時，她一個女人家，靠著標會、養會來存錢，不但藉此繳清房貸，還攢下一點積蓄，父親的袍澤皆盛讚母親是女中豪傑。目不識丁的母親有一本天書，是她自己記錄的電話簿和記事本，記滿只有她自己認得的記號，裡面就是她的錢脈和人脈，幫她截長補短走過低谷，給我們一個安穩無憂的溫暖家庭。

美觀，不一定實用

年老她病了，需要一個養病的居所和家人愛的陪伴，但病人需要的居住環境和以前不太一樣，要有電梯好出入、無障礙空間可移動輪椅，臥房及浴室的行進動線要順暢等。臥床的母親，所需的空間不大，房間裡就是一張電動病床、看護的單人床、櫥櫃置物架和一部抽痰機，生活所需都在這方寸之地，採光良好，拉開窗簾就能看見戶外及藍天。雖然她後期視力退化，能見度有限，但她可以感受到太陽的溫度，微風吹拂過皮膚上的毛細孔，能真實感受到外界存在，這是我給母親安適的居所。

我是租屋二十二年的資深無殼蝸牛，曾強調租屋比購屋划算，其實是婚前我被好姊妹倒債掏光積蓄，連蜜月旅行都得靠紅包禮金支付婚宴餘款後才去得成。婚後夫妻倆拚命賺錢，他上班，我四處兼差接節目，孝親父母之餘更有兩個女兒要養。

不靠父母，要在台北購屋並不容易，當我帶著母親和看護住在租屋處，因為不是自己的房子，無法百分百符合實際所需，只能盡量克服困難適應環境，加上租屋者最怕碰到房東要賣房子，我就在照顧臥病母親時遇上了。雖有心想直接承接當時住的租屋，但總價太高，勉強購買相當吃力，我們住在其中也無法修繕整理，而多年來房東待我們好，既然他急著賣房，我二話不說趕快搬家。

在時間急迫，又想給母親舒適環境的考量下，我們很快地承租了同一社區的房子。新房東把屋子裝潢得漂亮典雅，即使租金翻倍，但因為環境及住房格局熟悉，我和先生即刻簽約，安頓全家。然而住進去才發現，最好的優點竟成為最大的負擔。因為裝潢，導致進出轉圜空間變小，看護又常將便盆椅、輪椅當戰車駛，總看得我心驚膽跳，深怕有一天會嚴重破壞了這典雅的裝潢。

這樣實在住得太緊張了，和先生認真商議後，為了母親，我想買一間自己的房子，而購屋是件大工程，除了得做足功課，還要撥出時間實際去看屋，在照顧臥床母親和罹癌女兒的同時，每天被各家房屋仲介帶著到處看房子，簡直把自己給累慘了。

以愛為名的綑綁

在這個心力交瘁的時期，我和哥哥也因為如何照顧母親持續爭吵不休。他強烈希望母親能恢復健康，脫離氣切管，我當然也是如此盼望，但母親從多重器官衰竭到勉強保住性命，實際身體機能的受損已不可逆，我與母親每天生活在一起，清楚知道她完全沒有求生的意志，要恢復健康已經是遙不可及，只能接受現況、降低痛苦、維持好心情，才是最好的選擇，但是哥哥卻不這麼想。

由於根本認知上的南轅北轍，彼此無法良性溝通，哥哥氣我不配合協助母親脫離氣切管，他的邏輯很簡單，既然醫生無法讓母親好起來，何不接受他的建議試試看。為此，某天我們在電話兩頭吵了起來，我在家裡和他吵架壓力很大，因為怕母親聽到會傷心，又怕先生知道會擔心，偏偏情緒一上來，討論的重點完全失焦。哥哥揚言要控告我霸占母親，翻舊帳數落過去種種不滿，甚至威脅不惜一頭撞死，也要證明他對母親的用心。

兄妹兩人講到手機發燙，還是無法終止通話。哥哥憤怒的情緒以及不實的指控，先生在一旁聽得火冒三丈，他因為愛我而一起照顧母親，但哥哥不知感謝竟然還在叫囂，一向溫和的他終於忍不住加入戰場，我跪在地上拜託先生冷靜，少說兩句不要火上加油，但現場越發失控，兩人的音量震耳欲聾，女兒見狀趕緊將爸爸帶離房間，我還聽到先生怒喊：「莫名其妙！簡直莫名其妙！」一個斯文人連罵人的字眼都不帶殺傷力。

我躲進廁所關上門，繼續與哥哥釐清原委，結果卻越描越黑，他無法冷靜，狠話盡出，我不斷提醒自己，千萬別再跳進去攪和，莫可奈何之際，忽然心生一計，請哥哥為我禱告。他是虔誠的基督徒，教會裡面有人需要他必會協助，果然他開始禱告，感謝上帝，彼此的對話逐漸降溫，燃燒的怒火終於熄滅。手足之間其實沒有仇恨，我不知道他今天發生了什麼事，不幸成為他情緒的出口，害得我賴以維生的聲音都喊啞了。

我知道母親想要跟著我，不過她有三個子女，我的確沒有理由霸占著她。拗不過哥哥的堅持，我接受建議讓他照顧母親，可是他並不是將母親接回家照顧，而是為母親和看護租了一間有電梯的房子，用自己認為最好的方式照顧母親：給她吃昂貴的鹿胎盤，躺神效的遠紅外線床，結果是如何，大家應該猜得出來。

母親根本拒吃藥丸，直接吐掉；那所謂的健康床，因為溫度偏高，母親猶如躺在煎鍋上那般煎熬，全身流汗痛苦地扭轉身體，但哥哥還是要母親持續躺著，還花時間陪她復健，以愛之名說是為了她好，卻完全沒有顧慮到她的感受。我每天去探望母親，她總是緊拉著我的手不願我離開，我不想再看到母親每天受到壓力與煎熬，懇求哥哥讓我把母親帶回家照顧，三個月後，哥哥終於認清現實而放手。

與收音機和大自然相伴的美好時光

哥哥照顧母親期間，我持續看房子，還跨區看過許多新成屋跟老屋，直到看超過上百間房子後，我和先生還是喜歡原來住的社區環境，既然想法篤定，確定自己要的是什麼，我和先生傾其所有，投入一生積蓄，也背負巨額貸款，買下同社區的房子。第一次能夠自我掌控規劃自己的房子，為母親設置無障礙空間，也為自己老年後做準備。

住進新房子的第一天，母親很開心，不斷抬起顫抖的雙手比著讚，肯定我們努力建構安穩的家，不只遮風避雨，還有溫度與關懷。我對母親說：「你養我小，我養你老，放心住在這裡，我和先生會好好照顧您！」同在一個屋簷下，無論在哪裡，能在一起就好。

臥床最頭痛的困擾之一就是褥瘡，長時間躺在床上真的很難避免。褥瘡很痛又很難痊癒，但母親臥床七年來，身上完全沒有褥瘡，那是因為我要求看護，每天要將母親移到按摩椅上坐一小時，長期下來幫助很大，因為母親每天需要從床上移動到輪椅，再從輪椅挪到按摩椅，加上按摩椅對身體的揉捏震動，變成一種被動的運動。我把按摩椅放在落地窗旁，每天的日光浴也柔和了母親臉上的線條。我坐在母親身邊跟她說話，像老萊子一樣手舞足蹈製造歡樂，還唱歌給她聽，〈美酒加咖啡〉、〈望春風〉、〈四季紅〉、〈青春嶺〉一首首輪流唱，有時她會微微跟著打拍子，唱完歌我還叫她打賞，她會伸手假裝給錢，我會開心假裝領賞，道具是假的，歡樂是真的，老小老小，母親又老又小，是我的寶。

不止有大自然與我陪著母親，收音機更是她的良伴。母親經營早餐店，早起的和麵工作，是收音機陪著她度過一個人的清晨。她喜歡聽廣播，後來我從事廣播工作，她也成為我的忠實聽眾，家裡更收藏許多大大小小的收音機，店裡、廚房、客廳、房間都有好幾台，還有可隨身攜帶的小收音機，每回騎摩托車到海邊散步，母親都隨時將它帶在身邊。

後來臥病在床的日子，哥哥還幫她買了一台全新的數位收音機，這是她用過最高階的機種。在她睡不著覺的夜晚，看護會幫她打開收音機，除了聽歌，還能聽到一樣睡不著覺的孤單老人，打電話和主持人聊天、講笑話、點歌、唱卡拉ＯＫ。以前母親還會打電話跟電台主持人訂購商品，有補肝、補腎、大力丸，各種功效的都有，但現在連打電話的能力也被沒收。在越夜越美麗的失眠夜晚，照顧者和被照顧者就著一盞小燈，兩個人在房裡聽廣播說說笑笑，和無數孤枕難眠的辛苦人們一同度過漫漫長夜，彷彿也就不那麼孤單了。

（欲了解如何打造適合受照顧者的居家空間，請參閱附錄三。）

14 經濟、精力與時間上的沉重負擔

不只燃燒生命，還不斷燒錢

長照是無法預知時間的未來路，只能往前走，不能後退，也無法重來。

長照悲歌是「慈悲殺人」嗎？網路搜尋「長照悲歌」，會跳出來一堆令人鼻酸的社會事件。台灣有位八十歲老翁，長期照顧失智且行動不便的妻子，因不忍她繼續受病情折磨，老翁將妻子推落水圳，再跳下水圳輕生，這是同歸於盡的悲劇；日本也有一位二十二歲的孫女照顧九十歲的失智奶奶，即使奶奶的兒女都住附近，卻把照顧的責任推給孫女，理由是奶奶曾照顧過她，而且最年輕有體力，她身心俱疲向家人求救，卻不被當一回事，疲累工作加上缺乏睡眠，竟在精神恍惚下用毛巾塞入奶奶嘴巴讓她窒息，最後被判刑入獄。

經濟拮据、人力不足、長期得不到支持及喘息，都是照顧者沉重的負擔。評論他人的故事很容易，自己成為當事人就會明白，錯綜複雜的事、人和感情，絕非三言兩語就可以斷定是非。

長期照顧更是一條燒錢的道路，父母辛苦了大半輩子，臨老病了，知恩圖報的子女即使無法親力親為，也都想給父母最好的照顧。

我一位朋友的母親七十八歲臥病，子女覺得這麼大年紀，孝敬也沒幾年了，當然要找最好的療養機構來照顧母親，花多少錢都沒關係。他們找到一家覺得滿意的安養院，每個月基本開支就要九萬元，我大吃一驚，這可不是小數字，朋友說父母留下房產給他們，這是做子女該有的回報，一片孝心值得稱讚。只是沒料到，安養院照顧得極好，母親活到九十歲，這期間子女還先走了兩位，為了母親這無法喊停的長照路，他們燒光積蓄、賣掉房產，只能硬著頭皮走到底。

我的母親對金錢非常重視，因為從小窮怕了，此生都將錢視為權利和地位的象徵。在台灣錢淹腳目的年代，母親靠勞力打下基礎，有房有店，手中更握有滿滿的現金。她是鄉下人，從小跟著種田，身體強壯，這是連我父親都望塵莫及的本錢。母親不是哀怨的弱女子，在扛起家計後，強悍的個性造就更強勢的控制欲，所有人都要臣服，連父親也敬畏三分。她灌輸子女的觀念，就是有錢才能大聲說話，甚至教我們要會賺錢才能鞏固家庭地位，這是她的人生哲學，潛移默化地影響著我。

母親靠互助會攢錢，再以會養會存更多錢，加上饅頭店生意好，只要看到母親去買進口水果，逛委託行，雞鴨魚肉塞滿冰箱，就是她賺錢後的享受：花錢。她的辛苦錢都打了二十四個結，誰也休想動她一毛，尤其是在海峽兩岸開放探親後，發現自己竟不是原配，與父親翻天覆地大吵一架。

像這種大時代的悲劇，不只是父親有，他的袍澤間更比比皆是。他們互相取暖，偷偷寄錢回家，對當時留在家鄉的孩子不僅是種補償，也能讓自己稍稍釋懷無法養育的遺憾。大姊比母親小兩歲，大姊夫做木匠工作，生活小康並不缺錢，但不安的心是母親心中的痛，她把家中經濟抓得更緊，怕吃虧、怕負心，更怕我們同情父親而倒戈，強力洗腦成功讓三個孩子都心向母親，父親孤軍奮戰沒人同情。

母親並非無情，只是不安心。後來大姊也到台灣探親，還給母親準備了大禮，相當敬重我的父母，經過一番相處理解，最後終能包容，圓滿父親最後一段人生。父母老夫少妻的情感令人動容，母親有躁鬱症，都是父親悉心帶她就醫；父親罹癌病重時仍不忘我這不識字的母親，抱著病體到地政事務所，將承購的房舍轉到母親的名下。父親臨終前還顧念著母親，足見夫妻真情。

對金錢的執著讓母親變得總是疑神疑鬼，對子女欠缺信任，始終防著我們，不讓我們知道她的財產狀況，直到她臥病倒下，我們都不知道房子權狀、金融存款簿放在哪裡？以前只要提問阿母妳有多少錢？她會生氣瞪眼問：「妳想幹麼？」再多說一句：「只是想萬一有什麼情況，可以有所安排。」她會更生氣地起身離開，邊走邊罵：「免肖想啦！我一毛錢都不會留給你們的，這是我辛苦賺的，我攏要留著自己用。」或是：「我會跳海死死算了啦！放心不會拖累妳啦！」說來遺憾，母親只會撂狠話，或是威脅我們。我可以理解長輩為求一個好死的任性，但如果死不了，或是要死不死的呢？如此難以溝通的情況下，閉嘴是最好的處理方式，但母女間因此無法談心，更讓我悲傷不已。

有形與無形的花費

在台灣選擇居家照顧或安養中心，都有固定行情，無論聘請哪一個國籍，印尼、越南、菲律賓的居家看護，所需費用都差不多，還要再加上健保、就業安定基金、仲介費用、加班費等，總額相當於大學生剛出社會的月薪，且居家照顧等於要多兩個人（病者及看護）的生活開銷以及居住空間，因此總體花費應該是在安養中心較為划算。

居家照顧的另一個花費，就是親友來探視要準備點心茶水，逢節日邀大家來家裡陪母親聊天，還要煮一桌飯菜款待，雖然花不了多少錢，但耗費的心力是很難衡量的。我不但是廚師，還是康樂股長，要帶動氣氛讓大家保持愉快，但免不了還是會談到許多照顧上的觀點及態度，有時無法取得共識，稍有不慎也會擦槍走火，時刻都得保持備戰狀態，遠比錄影主持節目還累。我要專注聆聽並顧及眾人感受，為了求全而感到精神耗弱，若因此發生爭吵，還得一一處理面對，常讓我身心瀕臨緊張甚至崩潰的邊緣，這樣的耗損才是我付出的最大代價。

母親在長照前期的所有費用均由三兄妹分攤，後來鼓起勇氣詢問母親，是否可用她的積蓄來支付花費？已經病了幾年，她也自知花費不小，終於點頭同意，准許動用她的存款，但因為氣切無法言語，我們又找不到她的存款簿，只好帶她本人到郵局重新辦理申請。郵局裡有認識母親的行員，心疼母親的際遇，還安慰她要放寬心。我備齊哥哥妹妹與母親的證件，在郵局櫃台錄影存證，是母親本人點頭同意，才開始每月從戶頭固定提領支付所需。我心中難掩悲傷，因為竟應驗了母親自己曾說過的話：「我的錢攏要留著自己花，一毛錢也不留給你們。」沒想到晚年臥病在床的母親，真的是在花自己的錢。

人生啊！錢究竟是何物？愛錢的母親走到人生後半，連花錢的能力都被剝奪，我不知道點滴積累的儲蓄卻用來長照，是有什麼意義？但我還是得要安慰母親，您沒有拖累我們哦！您花的是自己的錢，我們會把您的錢花在您身上，您只要安心養病就好。

母親前後躺了七年，花了幾百萬，都是她的血汗錢。那麼辛苦賺來的錢，是她攢了一輩子的積蓄，花在她自己身上非常合理，但難過的是，這七年的臥床時光她並不開心，甚至可以說是花自己的錢留在人世間日日受苦，這首長照的悲歌，唱起來真是心酸又悲情。

臥病的母親似乎尚未參透，多年來親友探視所給的慰問金，以及子女在過節及生日時孝敬的紅包，她都要放在枕頭下，看護說晚上睡不著時，母親會叫她拿出來數一數，摸一摸鈔票，數字對錯不重要，就是享受錢握在手上的滿足感。別問我看護會不會覬覦錢財？我只能信任，反正母親也不讓我們碰她的錢，有些事就別知道得太清楚了，只要沒有小偷來竊取枕頭，數數鈔票也是母親少有的娛樂，她開心就好。

父母究竟留給我們什麼？精神、品格、財富哪一個最好用？我覺得無形往往比有形更持久有用，錢會用盡，但能力卻是一生受用無窮。我的父母都在清晨離世，有此一說他們三餐都沒吃，把福氣都留給子女了。父親去世時，母親身上準備了一些現金當作是父親的手尾錢，但她身上只有一個紅包袋，所以最後我拿到的是撕了三分之一的紅包紙，裡面包著幾張一千元和五百元對摺的紙鈔，據說這是留給孩子的發財金，拿來投資做生意一定旺，只是至今我還留著當作一個念想。

為最後一哩路做最好的安排

我目睹母親為父親所做的準備，現在該由誰幫母親完成留福氣給子孫的事呢？就用這顆枕頭吧！我用一種「殺豬公」的心情，把媽媽枕頭下的紅包錢一一拿出來清點，算出總數後平均分配，每位家人都有一份，我用完整的紅包袋裝好，慎重地交給每個人，說明手尾錢的意義和母親的祝福，也留給看護一份，帶著「皇太后」的祝福，這「皇太后」是看護對母親的暱稱，天天都會聽看護在說，皇太后吃飯、皇太后洗澡、皇太后喝水、皇太后來去睡覺，現在皇太后真的長眠了。

錢不是萬能，但沒錢真是萬萬不能。在照顧父母上我們沒被金錢絆倒，是因為父母為自己做足了準備，許多經濟拮据的家庭，根本連生病的本錢都沒有，一旦需要長照，就是拖累家人的開始。因此「要錢沒有，要命一條」的悲劇不斷上演。晴天要積雨來糧，年輕時就要做好準備，無常即是日常，畢竟人生是一條必死無疑的路，既已知道結果就無須憂慮恐懼，往前走就對了，終究會到終點。

勤奮的我承襲母親的任勞任怨，她是大桶箍，我是小桶箍，父母給我最大的禮物就是堅毅的個性，這是無價之寶，很耐用、很好用、也很夠用，任何時刻都能派上用場。我和母親一樣愛錢，會賺錢也會存錢，不同的是，我更願意將錢用在有意義的事情上，因為我看見父母離開人世時，一毛錢都帶不走，名利錢財都是人世間遊戲的工具，錢是借用、房也是借住，要計較什麼呢？

有錢可以買到很多東西，也能做很多事，但買不到真心對待。能夠方方面面地為家人著想，願意為家庭付出時間與精力，照顧過程有著溫暖與關懷，才是長照最重要的元素——愛。現代社會的觀念正在轉變，老、病、殘不再只有長照這個無奈的選項，在失去生活能力之前，你有更多自主權，想清楚如何為自己的最後一哩路做最好的安排。

15 迎接新手上路的各種考驗

復健之路道阻且長

母親出院回家後，各項考驗才陸續登場，首先是復健。醫生說黃金治療期是三個月，子女的孝心當然是找最棒的復健醫師，用最好的復健設備，為母親客製化專屬復健課程，以最新儀器檢測身體機能，了解大小肌肉可使用的程度，每週三次，每次上課一小時。

手腳無力的母親，出門移動很費力，我是新手上路的照顧者，協助母親上下車就已經滿身汗，安頓好母親與看護後趕快去停好車，一陣兵荒馬亂後才總算能走進醫院大門。由於有時間壓力匆匆吃過早餐，加上車程的搖晃以及抱她移動，母親第一次上課就吐了。復健師與母親才在寒暄，拉起她的手上下搖動，馬上觸動嘔吐噴泉開關，帶了兩條毛巾還不夠用，胸口和氣切管滿是穢物，復健師忙著抽衛生紙幫忙，我和看護蹲在母親身邊拚命擦拭，因為實在太髒太臭，還得重新換件衣服，我趕忙跑回車上拿，再衝回復健診間。只見母親光著身子在廁所裡等，虛脫又無奈的表情，雙手垂放在腿邊，脖子無力連頭都抬不起。

復健師耐性十足，溫柔鼓勵母親再試試，無奈母親消極抵抗，一動也不動，勸慰無效只好放棄。一個小時的個別復健，大半時間是在清理穢物、換衣服、安撫情緒，母親接著又踹又踢鬧著要回家，實在按捺不住她的情緒，只好提早結束了不知道在忙什麼的第一堂課。

也許是我們太心急，因為愛她而給她最好的，但是一對一緊迫盯人的課程，母親感覺壓力太大沒得喘息，結果就是心急吃不了熱豆腐，母親不願意配合，再好的師資、再好的設備也是枉然。考慮不周全的初體驗，算是花錢買經驗，只能匆匆喊停。

不放棄任何復健機會

然而，母親臥病後意志消沉，不愛出門也不喜歡與人互動，待在家裡躺著身體怎麼會好？換個方式帶她到醫院復健，從物理治療和職能治療上尋求協助，意外發現有其他長輩朋友和她打招呼，她也會伸手回應和再見，我趁機鼓勵母親說：「妳看那個阿公好棒喔！這個阿嬤也好認真耶！您也要加油哦！」母親偷看一下身邊的長輩，低頭繼續把玩手上的球，多樣化的復健設備，具有各種不同的功能，只要母親願意做就好。

復健師同時要照顧好多人，不會一直被盯著，母親反而願意復健，我和看護還能坐在一旁聊天話家常。這裡不是公園，卻有類似公園的溫度與熱鬧，很像是另類的社交場所，和素昧平生的阿公阿嬤互動，不僅讓復健變得更有趣，也由於能彼此同理，相處上很舒適。就這樣，我們持續接送復健了一年，直到健保局認為母親成效不佳，繼續使用健保復健效果有限，建議暫告一個段落，就這樣被委婉地喊停了。

即使如此，我還是不放棄其他居家照顧的復健機會，為母親申請復能計畫，經到府評估後，委請職能治療師、物理治療師、語言治療師到家中協助，每週來陪母親進行專業的復健。治療師很有耐心，認真地陪母親練習，建立朋友般的情誼，母親甚至會期待他們到來，看護也跟著學習如何幫母親維持復健。不過療程進行了將近兩年，再度評估後，認為進步空間有限，應將資源留給更需要的人。

當年醫生說服家人同意母親氣切時，說只要體力恢復，就能拔管自主呼吸，但嘗試過兩次住院拔管失敗，一次因呼吸窘迫全身發黑、一次甚至還送加護病房，現在評估後不再給予復健資源，體力恢復無望，只能自力救濟。請按摩師傅固定到家裡幫母親疏通放鬆身體，但因久病臥床，身體機能及肌肉強度退化，一個不小心搞到肩膀脫臼，左手變得更無力，用進廢退，肢體的反應最明顯。即使幾年下來不斷努力，最後還是不得不放棄，接受事實。

當事人沒有動力，旁人再怎麼積極都沒用，母親沒有求生意志，再多勉強也是枉然，只好勸自己放下，讓母親舒服即可，不強迫她做討厭的事，即使不孝，但至少做到了順心。

辛苦共同承擔

氣切能救命，但無法保證生活品質。當母親從急救中恢復意識，發現自己已經被接上氣切管，心理上完全無法接受，那是她從未想過的生存狀態。因此她不喜歡出門，連下樓到院子走走都搖頭，我覺得她是不想被別人看見她氣切的模樣，愛美更要維護尊嚴，我們只能盡量不忤逆也不強求，耐心呵護她的需求。

氣切七年來，母親日日嗆咳，醫護人員不斷叮嚀，要小心照顧避免引發吸入性肺炎，我帶著這份戒慎恐懼的心情，天天留意母親是否有好好化痰。抽痰保持呼吸暢通很重要，但對患者卻是很深的折磨。抽痰機就像是痰的吸塵器，將抽痰棒放入氣切管中抽痰，抽吸的震動像是對喉嚨不斷搔癢，痰濃要抽得深，痰清要抽得多，但異物入侵呼吸道自是十分不適，母親會反射性使勁掙脫，雙手胡亂飛舞用盡全身力量反抗，我和看護的手上都有母親的抓痕。

皮肉傷擦藥就好，母親卻得日日承受如溺水一般的抽痰，這種凌遲永難抹滅，見她難受到眼珠都要蹦出來，淚眼狠瞪著我，彷彿我是對她施以酷刑的惡人，我也只能輕柔安撫著母親說：「對不起啊！我動作快一點、輕一點，您不要生氣。」「乖乖哦！馬上！我馬上好！」「您要多喝水呀！沒有痰就不用抽啦！」然而，即使再怎麼巧手溫柔對待，再怎麼快狠準迅速完成，母親都還是不舒服。

看著她委屈哀怨的眼神，我心如刀割。我討厭做這件事，但更討厭看到看護動作過大太粗魯，為了降低母親的不適，我還是會硬著頭皮執行到底。七年來日日練習，抽痰技術早已爐火純青，但母親從來沒有稱讚肯定過我，我甚至覺得她恨死我了，因為實在太難受了。

母親從進到我家安置長照的第二天，就自己抽掉了鼻胃管，當時見狀我還嚇了一跳，但心中反而有一點竊喜，以為母親能自己咀嚼進食，而不是用鼻胃管被動灌食，應該有機會能恢復健康，但其實她的齒牙狀況和咀嚼吞嚥能力都在逐漸衰退，每餐都得把魚、肉、飯、菜打成泥，而面對這樣的食物，母親的食欲也直線下滑。後來連餵食都很困難，吃一口掉半口，喝一口湯又嗆咳半天，邊吃邊擦口水還得撿食物，吃頓飯要用掉一大堆衛生紙。

我希望用餐能有儀式感，所以希望全家能一起圍著餐桌吃飯，但因為母親會嗆咳，經常會把菜渣混著痰噴出來，小孩反射性大叫：「唉喲！好髒。」我瞪孩子一眼：「噓！閉嘴，阿嬤又不是故意的。」我很怕讓母親感覺被嫌棄，更抱歉讓全家跟著食不下嚥，但也因為這樣的事經常發生，母親漸漸地不願意和我們同桌吃飯，有時是沒胃口，有時是耍脾氣故意賴在床上不願意起來，後來變成看護和母親的用餐時間與我們錯開，避免互相影響。

為了能維持吞嚥能力，語言治療師教我幫母親做口腔按摩，用戴上手套的食指，伸入口腔按摩牙齦、舌根、側邊臉頰，被動刺激口腔，但我的手指進入母親的嘴巴，可說非常危險，各項功能都在退化的母親，用最原始的本能排斥我，又呸又吐，冷不防還亂咬我的手指頭，痛得我飆淚，我大聲喝斥她：「不可以咬，會斷掉！」她只會看著我冷笑，甚至還撇過頭生氣不理我，一日三餐如同上戰場，無限輪迴地重複著無解習題。

人生就是吃喝拉撒睡，有吃有拉是最自然的事，卻也是母親最可憐的過程。初期她還能表達想出恭了，就趕緊將她挪到便盆椅上，但後來母親可能也難以控制自己的排泄，經常是在包著尿布的狀態下解決，直到我們聞到臭味再趕緊幫她更換。

她若是水喝不夠導致便祕，處理起來更是特別費力。遇上連吃軟便藥都沒用的時候，我會用薄荷精油幫母親按摩肚子，繞圈圈用力搓揉按壓，接著打開尿布灌浣腸，像石頭般的硬大便已經塞在肛門口，滿屋子臭氣還是排不出來，我只好換個姿勢抱她坐到便盆椅上，跪在地上用手指沾取凡士林，為母親按摩肛門，還要充當啦啦隊：「阿母加油！嗯嗯加油！」可能是因為不舒服，母親竟毫不客氣地抓我頭髮去撞便盆椅。我左思右想，拿牙籤輕輕地將這硬物戳鬆分解，然後用手指一點一點將它剝落。我趴在地上仰著頭奮戰，肩頸痠疼又頭暈，最後終於大清倉。母親虛脫舒服的表情就是我的安慰，我倒頭躺在地面上，仰望母親：「阿母有舒服吧！要喝水好不好？我泡一杯蜂蜜水給您，等我。」

專屬一人的VIP理髮廳

照顧母親的七年歲月，我學會的不只有抽痰、復健、餵食、解便，還有剪頭髮。我在家裡的浴室開了一家母親專屬的VIP理髮廳，剛開始只用剪刀修剪頭髮，後來進階到電動剃頭刀，每個月僅服務一位光溜溜的貴賓。為什麼是光溜溜？因為剪髮時若用斗篷，會蓋住氣切管造成不適，乾脆直接脫光，剪完頭髮順便洗澡就好。

浴室裡，夏天有抽風機、冬天能吹暖風，居家理髮獨享一絲不掛的禮遇，母女倆在浴室裡親密接觸，我就一個人唱獨腳戲和母親說話聊天，從天氣聊到家人近況，從飲食到睡眠健康，天南地北都聊一遍。剪到耳朵邊時我要特別小心，因為母親的頭會不自主抽動，稍不留意就會剪到耳朵。剪髮時，我總會細看母親的五官，那雙又大又厚、軟若麻糬的耳垂，以前是孫子們的玩具，小孩子們都喜歡摸。研究半天，母親怎麼看都是好命的面相，想不通為何會被困在床上七年？記得母親離世前兩天我還幫她剪過頭髮，隨著她的人生走到終點，我也封刀不再接客，因為這間ＶＩＰ浴室理髮廳，再也沒有人會上門。

我不確定母親後期是否已失智，因為她的笑點變幼稚、行為很搗蛋，感覺像是跟小孩子在玩，說到性徵、生殖器或是排泄穢物等話語，她會笑得更開心，例如說胸部怎麼從饅頭變成小籠包又變成荷包蛋，她會抱胸偷笑，越簡單低俗的字眼越能逗樂她，我想不明白為什麼？但無所謂，只要能讓她開心，片刻都好。

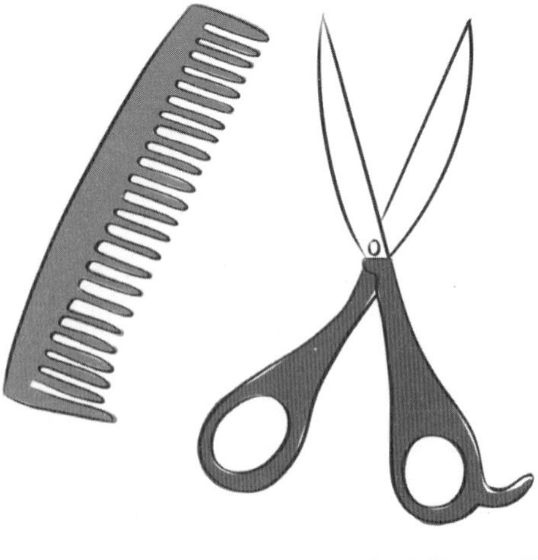

我在家裡的浴室開了一家母親專屬的 VIP 理髮廳，每個月僅服務一位貴賓，全年無休。

除了照顧身體，也要照顧情緒

秋冬是躁鬱症的好發季節，母親總是容易情緒不佳，常擺出臭臉鬧脾氣，我不知道該如何回應，又不能裝作沒看見，就只好顧左右而言他。她生氣時還會踢我，我好言安撫：「我們很感謝您耶！有您我們才能健康長大，才能過得好好的，讓我們好好陪著您好嗎？可以和您一起生活，我很幸福喔！」有時她情緒上來一直以食指彎曲比著要死，我就說：「媽媽呀！珍惜每一天好不好？我幫您祈求，請菩薩幫忙，在睡夢中帶您走，如果您看到菩薩來接您，就跟著祂去，我會替您高興喔！」有時她控制不住激動，甚至伸手要拔氣切管自我了斷，我就拉著她的手向她拜託：「阿母！不要這樣啦！這樣我會被警察抓去關，小孩就沒人照顧了，您不要害我被關起來啦！拜託！拜託！」雖然我這樣的拜託很殘酷，好像只是為了我自己而不是替她著想，但我知道母親是愛我的，因為她不再繼續為難我，暫時度過這一關。

母親有時很調皮，還會伸手抓經過的人，甚至抬腳害人絆倒，如果得逞還一副得意洋洋的樣子，真的很欠揍，但家裡她最大，沒人敢動她。看護也很辛苦，我請她三餐都要抱母親起身，坐在餐桌前進食，吃飽讓她坐著消化一下，母親急性子不能等，看護去洗個碗沒在她身邊，她會故意身體斜躺慢慢往下滑，稍不注意就坐躺在地上。

自己無法使力的人最死沉，沒有兩個人一起出力，是無法將她從地面抬起歸位的。我們要一人一邊先扶她在地面上坐起身，看護再從正面抱住母親拉開離地，我在後面用腿撐住母親的臀部，一邊推一邊拉才能搞定。為了扛她起身，閃到腰、扭到手、夾到腿都是常有的事。有時若是遇到白天家中無人，看護沒辦法獨自處理，在夏天時就索性拿枕頭、涼被讓她睡在地上，等我們晚上回家再幫忙；冬天太冷怕她著涼，看護會直接衝下樓拜託社區保全上來幫忙，不過，就連男性警衛都扛得很吃力，忍不住還會說母親幾句：「阿嬤！妳不要這樣，我們會受傷妳也會生病哦！」

母親臥病的過程讓婆婆看得很是害怕，她曾經交代我，萬一將來她怎麼了，一定要記得每天幫她洗澡，因為她愛乾淨，再請個手腳俐落、衛生乾淨的看護照顧她。不管怎麼說，臥床生活並不舒適，等待著被照顧更是痛苦，若是可以，還是希望婆婆能生活自理、行動自如地健康到老，我亦如是。

16 未雨綢繆，買一張防患未然的保險

今日為明日做準備

我在二十五歲時為自己買了第一張保單，雖然是人情保險，但也是觀念能夠接受才投保。當時保險業務常給人一種不夠專業又有種觸人霉頭的印象，因為剛出社會的保險業務最常從親朋好友開始下手，用難以拒絕的人情壓力簽成單子，但是當既有的人際關係用盡時，從陌生市場開發成功的機率大大降低，要能夠厚臉皮去敲門拜訪、發傳單、拉下臉請託，甚至必須練就舌燦蓮花及死纏爛打的能力，造成保險從業人員流動性大，欠缺專業服務，很多人情保單最後都變成孤兒保單，保險內容也可能不符所需，因此常令人詬病。

一張保單的期約可能十年、二十、三十年不等，在需要理賠時卻找不到人諮詢及幫忙，這是保險客戶最頭痛的事。但現在保險業已不可同日而語，多是受過培訓、握有證照的專業

人士，也有足夠的經驗能提供各種專業建議與服務。我很高興自己的保單到期滿都沒派上用場，表示我很平安。保險的意義本就是預防萬一，也有互助的概念，沒有用到保險理賠最好，甚至還能幫助需要的人，集眾人之力協助他人度過難關。

保險是一種數學概率的精算，但居心不良的投保人也不少，為了詐領保險金，不惜讓自己發生意外，甚至到處投保拉高理賠金，故布疑陣、自導自演設計各種事故，甚至做出謀害長輩或枕邊人、製造假車禍、竄改病歷等行為，這些都是想藉由投保以小博大，賺取理賠金海撈一筆，即使詐術被識破會有刑責和罰鍰，也不惜冒險一試。在新冠疫情的衝擊下，看到很多人到處買防疫保險，甚至故意染疫，爽領保險金還能休假免工作，皆因「貪念」薰心，完全違反保險精神，而現在保險公司都有互相通報機制，就是要讓投機者無所遁形。

保險的意義，是今日為明日做準備，父母為兒女做準備，兒時為長大做準備，是未雨綢繆的保障，不該以能拿到理賠為前提去買保險。我的兩個女兒出生不久就投保，雖然也是人情保險，但因為年紀小保費不高，用少少的錢買一個保障放著也好，沒想到我兩個女兒的保險都在關鍵時刻派上用場。

大女兒菱菱因成長曲線偏低，醫生在做了許多檢查及治療後，只剩注射生長激素這最後一招，可是因不符合健保給付的條件，必須全額自費。負責大女兒這張人情保單的保險業務早已離職，我只好詢問原投保公司能否申請理賠，代理職務的保險經紀人回了我一句：「這樣是申請不到的。」然後就掛我電話。我不想放棄，又再詢問其他從事保險業的好友，正好問到一位朋友是專業的保險經紀人，經仔細研究保單內容及條款後，他認為應該可以申請到理賠，而且還教我善用學生平安保險，並查詢先生工作單位的團保有附加子女保險給付，於是花了一點時間和手續，三個保險都獲得理賠。

申請理賠是有學問的，別只相信一個答案，不懂就要問，而且要多問多參考，才不會讓自身權益受損。小女兒小蓁罹患血癌時，也因為有保險，在經濟上先吃了一顆定心丸，選擇以較好的醫療資源來救治小蓁，因為許多特殊的檢查、用藥、營養補給甚至單人病房，都需要頗高的額外花費，還好當時有保險，加上專業保險經紀人的支援，方能更加安心治療。

有備無患心更安

經歷重大疾病後，我深感保險的重要，進一步想為女兒尋求更完備的保障，但再投保的條件便和一般人不同，就像汽車保險曾辦過出險，隔年的保費就會增加，罹病後由保險公司檢視保險人的條件，需再評估保險人的條件及增買保險的內容，畢竟保險業並非公益事業，盈虧之間亦需精準掌握，而理賠多寡更是依你的投保項目及金額來定，要理解保單條款上艱澀的文字，更需要值得信賴且專業的保險經紀人來幫你規劃。

父親是榮民，晚年得到榮民保險的呵護照顧，因榮民身分，方能優先安排進癌症安寧病房來照顧。這是他飄洋過海離鄉背井來到台灣，臨終前得到的最佳禮物。母親因為患有糖尿病，在投保上屬於不受歡迎的客戶，幸好有榮眷身分幫忙，在她需要協助的時候能得到足夠的醫療資源，真的非常感恩。

經歷過母親臥病、女兒罹癌後，我重新修正了對保險的看法，有些預想不到的狀況，不一定都在保單裡面，當無法預測會用到何種醫療項目時，實支實付是最好的選項。母親住院期間需要聘請全天二十四小時的看護，這是最大筆的花費，各家醫院所列的看護價格雖不同但差異不大，一天費用大致都在兩千五百元以上，每週現金結算一次，壓力不小。還有住院病房需求，健保房、雙人房、單人房價格差異更大，像女兒罹癌時住的單人房，一天必須自費五千元，各醫院訂價不一，更無法討價還價。

這些在醫療之外的必要開銷，可依個人需求在投保前與保險經紀人討論，想要保障多，保費必然相對較高，但你投保的心態要正確，不是為了要賺理賠金，而是有備無患，在發生狀況急難時，能足夠應付緊急所需。不過，若你自己口袋夠深，有現金能隨時支應，就算沒保險也無妨。

保險通常會有主契約和附加契約，制式化的合約未必要照單全收，都是可以和保險經紀人討論的，如果無法購買全面保障的保險，也可分別購買真正需要的保單，就像你去餐廳，是要吃套餐還是單點一樣。如意外險，可以一年買一次；車子的強制責任險，保費並不是太高，但基本保障不會少，很適合經常在外奔走的人；而儲蓄型的保險，經常讓人傻傻分不清，其實保險就是保險，儲蓄就是儲蓄，兩者加在一起到底是要以保險還是儲蓄為先，是值得思考的，可以先想清楚自己需要什麼再購買。

自費不一定就是最佳選擇

隨著保險經紀人的專業度和民眾保險概念的提升，醫療成為更複雜的選擇，通常家屬都會希望給予親愛的家人最好的醫治，但自費就是品質保證嗎？一般民眾似乎很難判斷，當醫生說明需要使用自費項目時，在分不清健保與自費的差異下，通常都會直接選擇自費，彷彿選擇健保就是不夠愛家人。

全民健保是台灣人民皆能享有的社會福利，支出極為龐大，健保局自然也必須斤斤計較各項醫療開支來維持健保制度的運作，無法都用到最好。只是值得思考的是，自費所謂的較好是真正對病患的好嗎？還是利用人性的弱點做利潤較好的促銷？無論如何，此時若有額外的保險能夠幫上忙，至少做決定時就不會太糾結。

保險是用較少的錢買到較大的保障，有人可能為了省錢，有人則是心存僥倖，但若不想在生病時拖累家中經濟，至少要把醫療保險納入你的人生規劃清單，依性別、年齡、職業、家庭承擔及自身財務面來評估所需。

我的兩個女兒都是在出生後不久即投保終身醫療險，繳款期二十年，後面仍有終身保障，現在她們成年了，無論是住院、手術費用都在這終身醫療險中獲得給付。在選擇投保項目時，可以思考以下幾點：是否有家族遺傳性疾病，例如我的父親罹患肺腺癌，母親有糖尿病及高血壓病史；依據年齡考量特定疾病和意外風險，如急性心肌梗塞、冠狀動脈繞道手術、腦中風、癱瘓、阿茲海默症、帕金森氏症等重大疾病。

我想再強調一次，保險的目的不是為了獲得高額理賠金，而是在事情發生時能夠給予經濟迫切的支持，能夠幫助你走過低谷，重拾健康。保險是長久之計，應該定期檢視需求，在不同年紀不同階段強化保障所需。

儲蓄是我從小就建立的觀念，母親給我一隻塑膠的透明豬公，鼓勵我存錢，一元、五元、十元都好，有就存，存滿了捨不得殺，看著它就覺得滿足；若是要殺豬公，都是為了把錢存到郵局，然後再買一隻豬撲滿繼續存。保險就跟存撲滿一樣，要有喜悅安定的心。

健康也是一種保險

以前母親跟我說，人要有「破病本」，就是要有健康的身體，在生病時才能支撐得住。這是她過來人的經驗，**有強健的體魄才能創造美好人生，「金錢」是本，「健康」也是本，都需要長期累積。**

記得我懷孕時，母親曾說：「要吃才有本！」懷孕時孩子要從母親身上吸取養分，這是沒得商量的，只有健康的母親，才能孕育健康的孩子，就算生病了，也能靠健康的本錢縮短病程，快速康復。我年輕時很愛運動，特別喜歡打羽球、游泳，婚後生小孩都很順利，加上坐月子調理，算是底子不錯的媽媽。結婚後要操持家務、照顧小孩、兼顧工作，身體雖然很累，但休息後很快就能恢復。

現在年紀漸長，加上這些年因家人生病，我成為主要照顧者，偶有體力透支，尚足以應付各種考驗。照顧不只耗費體能，更耗損心力，情緒低落負面思考，稍有不慎就會掉進黑洞，和自己拉扯是最困難的競賽，我發現運動流汗除了能幫助代謝，還可消化情緒，重新整理身心，幫助自己迅速從谷底爬起，繼續面對處理問題。

生老病死無可避免，除了預做準備之外，最該積極有所為的就是維持健康的身體。身體好壞是每日生活點滴造成的結果，老生常談的生活規律，如早睡早起、飲食正常、保持運動好習慣，這麼簡單的事有什麼技巧可言，偏偏越簡單的事越不容易做到。朋友相聚吃吃喝喝、不醉不歸、越夜越美麗，加上工作壓力大，回到家根本不想再動，如此惡性循環自我摧殘，行走江湖早晚都是要還的。

年輕時揮霍健康操勞賺錢，年老時想用錢再買回健康可沒辦法，這些都是我輩中人共同的體會與警醒。中庸之道剛剛好，健康比財富更好，我母親常掛在嘴邊的一句話：「吃老你就知。」真的，以前我不懂，現在則很有體會，思考人生，要趁早未雨綢繆。

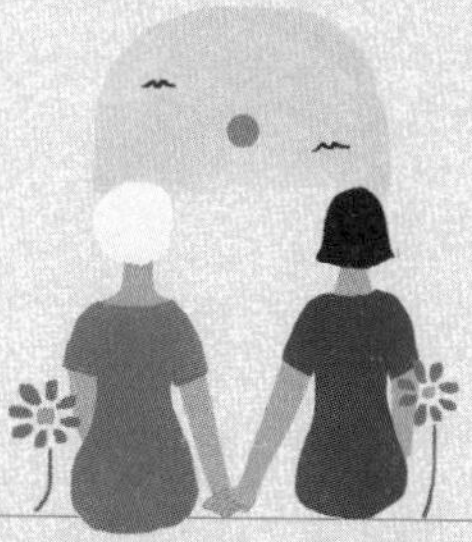

第 3 章

人生最後一哩路的圓滿陪伴

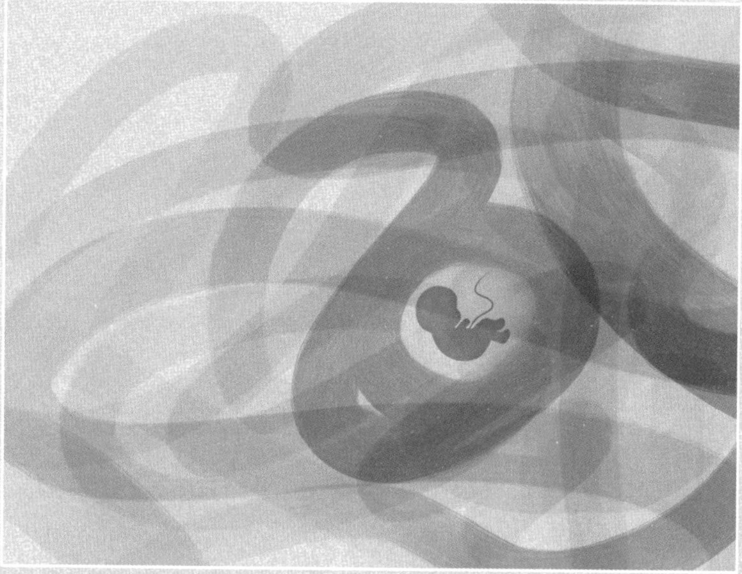

母親的最後一段時光，彷彿回歸人最原始的狀態，時刻需要細心呵護照料。生命終有盡頭，不必害怕與執著，只需坦然面對與放下。

17 走到盡頭的長照之路

聚散終有時

長照之路有多長？沒有人知道，反正就是一直走，終會走到盡頭。

我在心裡想過千百遍，這最後一刻來臨會是什麼景象？什麼心情？我揣摩不到，也臆測不了，畢竟是死別，雖然知道那一天會到來，但我還是不知道該如何做好心理準備。

母親過世前兩天，明顯感覺到她的虛弱，食不下嚥，血壓、血糖都偏高，脈搏也偏快，還有輕微發燒。礙於新冠疫情的管制，急診就醫住院有諸多不便，必須先做ＰＣＲ才能進入醫院，家人也無法隨時陪伴及探望。打電話詢問醫師，他要我們先幫母親做快篩，結果是陰性，但是否該送醫院？醫師說，即使住院也就是觀察和症狀治療，血壓高用降血壓藥，血糖高用降血糖藥，心搏快就用調心律藥。和手足討論後決定，既然這些藥物家裡都有，就遵照醫師建議在家用藥，不要送醫院折騰了。

七年來，母親也偶有不適，當時並不覺得這次有什麼不同，前一晚母親還吃了我做的蒸蛋，看起來沒有什麼大問題。隔天早晨，我悄悄打開房門，看見母親與看護仍在熟睡，就又輕輕關上門讓她們再睡一會兒。不久看護醒來，靜靜地走出房門跟我說：「太太，阿嬷走了。」看護淚如雨下，我緩緩走到母親身邊，輕撫她的臉龐，確認她已無呼吸心跳，就跪在床邊給母親磕頭說：「阿母，謝謝您！我愛您！您辛苦了，不怕哦！菩薩會來接您，跟著祂去吧！放心我們都會好好的。」

接著叫醒孩子，通知手足，自己無意識地在屋裡走來走去，為母祈求圓滿這麼多年，這一天終於到了。星期天的早晨，全家都在，內心一直有種很不真實的感覺。母親走了，我整個心好像一瞬間全被掏空了。

我在心中演練過千百遍，告訴自己，照顧母親的責任，就到她離世的那一天結束，後面的事情都交給兄長接手。雖然我是佛教徒，但哥哥有不同的宗教信仰，告別式只能擇一，美好的一仗我已經打完，母親最後的畢業典禮，就交給他來處理。

多年來兄長一直希望母親可以好起來，但事實證明，生命無法逆轉。一接到母親辭世的消息，哥哥飛速趕來，進門即跪地向我先生致謝，感謝他七年來對母親的照顧，我和先生扶他起身安慰，看著他抱著母親痛哭，這一刻的悲傷與感謝都是真的，我沒哭，靜靜地站在一旁，看著失去母親的兒子，正嚎啕大哭與母親道別。

當天下午我還要主持萬海慈善基金會的公益活動，母親選擇這個時刻卸下生命勞苦，但我仍得去履行已經允諾的任務，否則這個大活動就會開天窗。我將一切交託給兄長，坐在房裡化妝，望著鏡子裡的自己，畫眉毛、擦口紅，心裡對自己說：「楊月娥，你真的沒有媽媽了……」打起精神，我換好主持活動的亮麗洋裝，等待妹妹全家到來。他們正在家庭旅行，一聽到消息，連忙以最快速度趕回家。妹妹一進門即跪地爬行，我趕緊扶她起來，她跪別母親，淚如雨下哭著說：「媽，您辛苦了，謝謝您。」向母親道謝、道愛、道感恩，結束這一輩子的親子情。

為了不影響這場身心障礙朋友才藝競賽的直播，我依既定行程前往活動會場主持，等不及葬儀社抵達就得出門，只好輕聲在母親耳邊再次道別。先生特別交代小女兒陪在我身邊，在母親剛過世的下午，我在外面透過家中監視器目送母親離家，知道她將前往更好的地方。我帶著笑容與熱情主持全場活動，直到結束才讓主辦單位知道家裡的事，他們驚呆了，不斷向我道謝，其實我的感謝更多，能觀賞到多重障礙朋友們的奮力表演，在我失去母親的第一天，填滿我的時間，穩住我的心神。女兒坐在台下幫我拍照，母女倆眼神交會，流動著失去親人的不捨，順利圓滿完成任務，謝謝自己讓一切好好的。

最後的記憶巡禮

母親的塔位早已與父親一同預購，她清楚將來的安身之所，曉得子孫們會來看她，知道百年後將與父親長眠於此，早做準備讓她無比心安。她最害怕我們兄妹爭吵，能夠祥和寧靜地準備母親身後事，就是給她的最佳禮物。安息聚會的影片有母親的生平介紹，是我幫母親完成的最後一件事，疫情期間為避免打擾到眾多親友，我選擇只通知至親及姊妹淘好友，在喪禮結束後才公開告訴大家。與家人陪伴母親到最後，直到火化的那一刻，我再也忍不住心中的不捨，跪地大喊：「媽，火來了，快跑，快跑，快跑！」最後一聲媽，我喊得撕心裂肺，磕頭、顫抖、趴在地上久久不能自已。

喪禮結束後，我幫家族訂了一個餐廳包廂，大家坐下來好好吃個飯。看護第一次輕鬆地與我們一起用餐，看著她開心地拿著相機拍照，我望著落地窗外的台北街頭，大圓桌上滿是美味佳餚，沒有悲傷，只有懷念，眾人談笑風生，唯獨少了母親。

骨灰進塔的那一天，三兄妹打開話匣子，細數兒時歡樂時光，孩子們聽了非常有興趣，嚷嚷著想再多聽一些。我們談到母親拚命賺錢的事，還有我們小打小鬧的童年。這一天也是懷念母親的輕旅行，從外木山沿著北海岸往三芝的路上，有許多與母親共享的美好記憶。我曾帶她去吃海產、嘗牛排、踩沙灘、沿著海岸散步，還拍過許多難忘的照片。

我從手機找出一張母親餐後喝咖啡心滿意足的獨照，是我在牛排館幫她拍的，我很喜歡這張照片，因為母親笑得好燦爛，於是就選定這張貼在她的骨灰罈上。我清楚記得，拍這張照片那一天的天氣、海岸、風和空氣，還有我們聊天的歡笑。

為舊物，也為情緒斷捨離

母親離世後，屋子空了下來，我和看護花了許多時間打掃整理，忙碌也會讓時間過得比較快，停下來反而讓腦子空空的。那段時間我經常坐著發呆，房間、飯廳、浴室都充斥著無數回憶，一個角落一張椅子，都有母親的身影。最後我把她用過的病床、輪椅、呼吸器、尿布奶粉等，只要能用的都捐出去，分享母親最後的愛。

基隆老家也要整理，母親有著令人頭痛的囤積症，屋子裡堆滿許多老舊無用的東西，父親都過世二十幾年了，還有好多盒他的刮鬍刀片，飯鍋、電鍋好多個，保溫杯、保溫瓶數不清，大小收音機十幾台、肥皂許多盒、抹布幾大疊、藥酒好幾甕、指甲剪到處有，還有好多根本沒用的東西，都堆在家裡。孫子還發現衣櫃裡有一包一包的木炭，驚叫：「阿嬤是想燒炭自殺嗎？」我趕緊幫忙澄清，黑木炭是除溼用的，這麼久沒住的屋子都沒有發霉，可見老人家的智慧很厲害。整理照片最是耗時，翻閱時彷彿也跟著穿越時空回到過去，心中幻想著，如果能回到父母年輕的時候，與他們相識，是否能更認識他們一點？

娘家還有許多我成長的回憶，唱片、唱盤、錄音帶、麥克風，都是廣播人的配備。結婚前我把工作室設在家裡，錄製過無數工商簡介和廣播節目。先生翻到一本父親的筆記簿，其中一段寫到我與父親曾經的對話，父親告訴我，鄰居的血糖四百、五百也沒事，母親血糖三百就喊不舒服，我則反問父親，難道希望母親血糖和鄰居一樣高嗎？父親寫下：「這就是所謂的名嘴主持人，可悲可嘆。」

二十幾年過去了，一頁手寫筆記，簡短幾行字，卻瞬間點燃我的怒火，我跟先生說別看了，因為我不想生氣。母親後來就是因為血糖飆到八百，造成多重器官衰竭才臥病七年，輕忽且無視疾病的威脅，到底是誰可悲可嘆？我的口條、我的職業，經常成為家人攻擊的箭靶，成敗都在這一張嘴。愛說話、愛分享沒有錯，然而即使自己已懂得轉念思考，仍改變不了別人貼上的標籤。已經發生過的事無法逆轉，唯一能做的，只有學習接受現在的自己。父母養育我們盡心盡力，讓我衣食無缺，為無關緊要的事波動情緒都是多餘，風雨已過，白雲飄遠，所有糾結都是和自己過不去，不需作繭自縛。

回頭面對雜亂的屋子，還是斷捨離吧！提醒自己用不到的東西就丟，別留亂七八糟的東西，給兒孫們一點小東西留個念想就好。高挑的女兒選了幾件阿嬤的衣服，她是衣架子，穿起來挺復古真好看，我則收著自己買給母親的珍珠項鏈、貝殼耳環，把母親的愛留在身邊。

盡情釋放悲傷

家裡少了兩個人吃飯，上市場不用再扛這麼多東西，就連買菜的次數也減少了。市場攤販很有感情，爭相關心，問我還好嗎？我總是淡淡地說：「阿母身體不受苦了，很好。」經過麵包店門口，老闆娘遠遠搖著手說：「我知道，妳不用買了，媽媽走了，看護妹妹也轉介出去了。」就這麼簡單的一句話，我竟悲從中來，心酸不已。老闆娘說，她以前也曾在市場與人聊天，忽然提及過世的父親，她就突然哭到不行，還邊哭邊走回家。

經過蛋糕店，為母親慶生的畫面突然躍入眼前，老一輩的人都是過農曆生日，每年在母親生日這一天，我會邀大家同聚，一起為母親祝福，製造歡樂，也讓母親看看大家。母親最後一個生日那天，我沒邀大家，只買了蛋糕，和女兒為她唱生日快樂歌，結果竟成了最後一次。蛋糕滿懷我對母親的愛，軟綿溼潤的蛋糕，是她最容易入口吞嚥的食物，每次經過蛋糕店，我總會買點不一樣的口味讓她開心。「以後不用買了。」我在心裡告訴自己。

戴著口罩，我拉著菜籃，淚水頓時模糊了眼前的路。我奔回車上，緊握方向盤，不斷喃喃自語：「我沒有媽媽了，我真的沒有媽媽了。」磅礴洩洪的眼淚潰堤而出，終於在母親過世兩個月後，哭了出來。

想哭就哭吧，無論是睹物思人，或是觸動思念的話，淚水都是真情的表現，無關年歲。

母親臥病期間，感謝法鼓山退居方丈果東法師曾來家裡探視，母親見到法師甚為歡喜，還主動握住法師的手。法師勸慰母親，痛不等於苦，痛是生理現象，苦是心理反應，佛教修行重煉心，是使病痛的注意力轉移，忘記自己的身體，靈魂是自在不受侷限的，有無限的想像，只要想著快樂的事情，持名念佛，當心念與佛號相應，身體的不舒服與煩躁就會被柔軟、光明的心量所包容。真巧，這也是女兒罹癌治療時，醫生建議我們的方法，藉著轉移注意力來幫助舒緩疼痛，醫理與佛理相通。

我因紀錄片《回眸》結識了德嘉法師，法師主動協助關懷母親，**死亡是人生的一部分，不是結束，而是新的開始，需要有人陪伴，好好說話，好好放下，好好地走**。我經常與母親說話談天，肯定並讚揚她對家庭的付出，我心中試想著她可能會有疑慮的地方，為她化解，把想得到的都向她說一遍。身體會死，但愛不會，我的臨終關懷初學乍練，延續這份愛，陪著母親一起放下，好好地走。

某個假日的午後，我坐在母親的按摩椅上小寐，忽然感覺有人捏我鼻子。「是阿母！」我心中直覺是母親，站在我右手邊調皮地逗弄我，我立刻睜開眼睛，環顧四周，但沒有任何人。我捏捏自己的鼻子，跟剛剛的感覺完全不一樣，我笑了，是阿母來報平安，她就是會這樣「愛創治」（喜歡捉弄人），我感覺到她很開心，我也好開心。

18 圓滿處理遺物與資產

母親教會我的事

我的爸媽是白手起家，父親從中國離鄉背井來台灣，母親從台南遠嫁基隆，房子和積蓄都是辛苦攢下的，他們的父母都沒能留下什麼給他們。母親生病前與哥哥同住，老家已閒置，生病後由我接手照料，也沒有人提及老家如何處理。母親一向忌諱談生死，對財產不願做任何交代，直到她過世後，讓子女們直接面對，結果就是變化萬千。

面對被照顧者，我常思考這堂課想教會我們的是什麼？七年的臥床過程，母親的身體得時時刻刻耐受著疼痛，靈魂被禁錮的她經常愁容滿面。對於愛母親的方式，我們手足之間各不相同，認知的觀點有差異，因此有一段時間彼此是疏離的，甚至少有互動。看到母親撐著病體的痛苦，忽然間我有一種體會，母親在用她的生命教我學會放下與包容。

一念之間的變化，我開始用正面思考解讀手足的愛，願意易地而處站在對方立場想一遍，在母親面前幫每個子女和家庭說好話，用開放的心去理解事情的全貌。當你跳脫情緒前後觀想，許多糾結都變得好渺小，我主動展開雙臂重新建立手足之情，開啟對話釋出善意，互動的氛圍就轉變了，雖然母親依舊厭世，身體的苦楚也無法緩解，但她正奮力箍住這個家和我們兄妹的感情。

她是生命的老師，讓我重新審視過往所發生的一切，**無論是悲慘還是快樂，都是人生的學習之路，受苦難煎熬越大，越能明白生命的課題**。我彷彿有點頓悟，學會轉換心境來改變逆境，進而成為更好的自己。這是我在這段照顧歷程中得到的啟發，也是母親在生命最後教會我的事。

病痛與生死是華人社會不敢碰觸討論的話題，母親在多重器官衰竭陷入昏迷無法做決定時，光是救與不救就是最大的爭執，即使母親曾經口頭表達不願像我公公那樣被插管灌食活著，但依《病人自主權利法》規定，需要「預立醫療決定書」，經過意願人、二親等內之親屬至少一人、醫療委任代理人參與預立醫療照護諮商，且醫療機構也必須在預立醫療決定書上核章證明，經由公證人公證後才有法定效力。若沒有這份預立醫療決定書，在病人危急時，醫療機構或醫師必須進行適當急救或採取必要措施，不得無故拖延，只要取得病人的關係人（也就是配偶、親屬、醫療委任代理人或與病人有特別密切關係之人）同意，就可對病人進行手術及侵入式急救，母親就是這樣開始七年的長照之路。

在台灣，安樂死是違法行為，畢柳鶯醫生的著作《斷食善終》說的則是自力救濟的安樂死，為年邁及不可逆的疾病，終止無效醫療。在一九六〇年發明鼻胃管之前，老病都是在宅自然善終，吃不下就是自然走到死亡，絕不是狠心將病患餓死，是日出日落、花開花謝自然定律。我的母親是被決定插管、氣切救回一命，非她所願，卻是由她受苦。我們每個人都有可能隨時遇上這個沒有標準答案的課題，應儘早深思決定：如果得到某些無法治癒、嚴重影響生活品質與生命尊嚴的病症時，自己希望採取何種醫療照護措施達成善終。

手足之情比錢財更重要

長輩若未預立遺囑交代身後遺產的處置，也可能會加大子女間的嫌隙。我常告訴孩子，手足是父母給妳最好的禮物，爸媽不會陪妳到老，但手足可以，妳們要相親相愛、相互扶持，凡事有個商量的對象，相信這也是許多父母共同的願望。

然而，相親相愛的手足很多，但為爭產反目成仇的更不少。即便有血緣關係，仍是要面對人性的考驗，尤其是在各自成家立業後，還要加入姻親的意見及主張，在討論遺產分配的過程，沒有人有把握能夠不傷感情和平過關。分家產時，經常可見有人倚老賣老，論輩分爭倫理；有人哭天搶地，對手足情緒勒索，什麼友愛相親皆拋腦後。兄弟姐妹之間，有時也會有我希望你好，但並不希望你比我更好的嫉妒情緒，就像上演一齣魔鬼現形記，畢竟在家產面前，貪婪是不分學歷、地位與年紀的。

遺產在民法上有規定的法定應繼分，若親人沒有預立遺囑，待他身故後，就會由法定繼承人依繼承順位來分配財產。配偶為當然繼承人，與下列繼承順位共同繼承財產，第一順位為直系卑親屬（如子女），兒子、女兒都有公平繼承權；第二順位為父母；第三順位是兄弟姊妹；第四順位是祖父母。無論你是家大業大或小康家庭，都依法有據，不是論輩分、比拳頭、拚大聲來算輸贏。

我們家相對單純，父母留下的也不多，兄妹間一致認為感情更勝錢財。

我們一起幫母親辦理除戶時，心中有諸多不捨，戶政事務所人員詢問：「亡者身分證要作廢，還是留作紀念？」兄妹三人頓時紅了眼眶，母親真的歿了，這是她曾在人間的證明，留個念想吧！

遺產繼承，家家都會遇到的財務難題

母親在生病長照之前還獨居在基隆老家時，受情緒所苦已有時日，會因妄想而對子女抱持不信任感，我們也避免與她討論有關錢的事情，因此對母親手上的財產完全不清楚，連存摺及房屋權狀放在哪裡都不知道。

母親過世後，大家一起回老家整理，想把東西找出來，以利後續辦理相關的繼承事宜，但一群人翻箱倒櫃，就是找不到。面對老家堆積如山的雜物，正覺得既頭痛又煩躁，卻忽然聽到看護喊著：「這是什麼？」她把床板下的抽屜拉出來，想把灰塵撣一撣，不小心發現抽屜底下黏著一個塑膠袋，打開一看，竟然就是房契和地契，實在是太會藏了吧！後來大家陸續整理，清出一堆雜物及垃圾，看護拿著大垃圾袋正準備裝袋打包時，又翻到一個紅色塑膠袋，她拿過來給我看，兩本存摺和印章就藏在其中，如果不是看護，恐怕就被當成垃圾丟出門了。

雖然房契和存摺找到了，但我心中其實有些悵然，覺得母親怎麼連死後還是不信任子女，我們翻了半天找不到的東西，她卻引導每天最親近照顧她的看護來找到。媽媽心中究竟是怎麼想的，我們永遠也不知道答案，其實也不需要再追究了。

我們費了一番工夫找到的存摺和房屋權狀後來並沒有派上用場，其實各地區國稅局都有提供跨局受理查詢金融遺產服務，可一站式查找，既方便也不會有遺漏。三兄妹帶著死亡證明，到國稅局申請財產列表，母親名下所有錢財一目瞭然。我們一致對母親發出讚嘆，一個不識字的南台灣小姑娘，沒有爹娘的支持，憑著過人毅力靠雙手打拚，交出一張漂亮的成績單，實在了不起。我們三人有共識，為了延續這份愛給母親所疼愛的孫子孫女，最終決定保留房子，也把儲蓄保存起來，做為往後聚餐及孫輩的結婚禮，一切過程和樂圓滿。

俗話說：「父死路遙，母死路絕。」父母不在了，兄弟姊妹間的親疏遠近，全在一念之間。母親的離世，反而讓家人走得更親近，互動更和善，真覺得是意外的收穫。但關於繼承的事，還是得依法律來處理。於是我邀約兄妹來家裡坐下來邊吃邊聊，還準備了酒菜佳餚，打算來個不醉不歸，沒想到事與願違。父母不在，兄長最大，但協商不分大小，討論時最怕擦槍走火，事情竟還是發生了。我想不起因何開砲，總之一個閃神，一句話衝向我：

「妳尊重過哥哥嗎？妳有給我照顧媽媽的機會嗎？」

我被轟得七葷八素，淚水奔流，人的記憶真不可靠，可以模糊事實真相，堅定相信自己所思所想，這已經不只是走味的咖啡，而是加了酸甜苦辣的炸彈酒，我的煞車皮已經踩到冒火星還是無法停止，全面失控的情緒，大家無一倖免遍體鱗傷。母親過世我沒哭，手足衝突我卻哭慘了，錢財是身外之物，但攪進情緒已經都理不清了。

時間會給出最好的答案，我反求諸己，手足的抱怨與憤恨雖不是我造成的，但試著從他們的角度來看，對方心中可能也是滿腹委屈，我問自己：「我慈悲嗎？」

我要以慈悲心來看待理解對方的情緒，跳脫自己被指責的委屈，希望用圓滿來讓大家皆大歡喜。生氣沒好話，吵架拚凶狠，太認真把話聽進來，再把憤怒種在心裡，永無消停。人生的輸贏絕非一時一刻，如何回到原來的共識——「兄弟姐妹感情好最重要」，即便覆水難收、破鏡難圓我也想試試，希望用退讓不爭、不忮不求來畫下休止符。其實看似退讓才是最大的贏家，因為能夠換得自己的清淨心，用慈悲澄化心房的塵埃。

醫療費可以從遺產支出嗎？

都說久病無孝子，因為時間會消耗金錢，並考驗家人間的感情。

母親的醫療費用原本是由三名子女平均分攤，但由於大家都在拚事業、養小孩的階段，各自家庭的開銷花費都不低，也不知未來路還有多長，經三兄妹討論後決定，要啟用母親的存款花在她自己身上。

於是我們帶母親至郵局臨櫃辦理，由她自己點頭確認後提領出現金，三兄妹協調出一人做為代表，再轉至該代表人的帳戶，每月看護費用固定從中領取，存摺明細一目瞭然。

母親辭世後，三兄妹一起去辦理除戶，同步申請印鑑證明及個人戶籍證明多份，因為每間金融機構、地政、戶政都要一份印鑑證明加戶籍證明，缺一不可。除戶的行政流程繁瑣，一般都是花錢委託代書處理，我們是三兄妹有共識一起去辦理，但也花了一整天才跑完程序，除了因印鑑章不符，隔週被通知補件，其餘都很順利。因房產及現金不多，無須繳稅，協商繼承就簡便快速。

母親的身後事，都是從她自己的存款來支

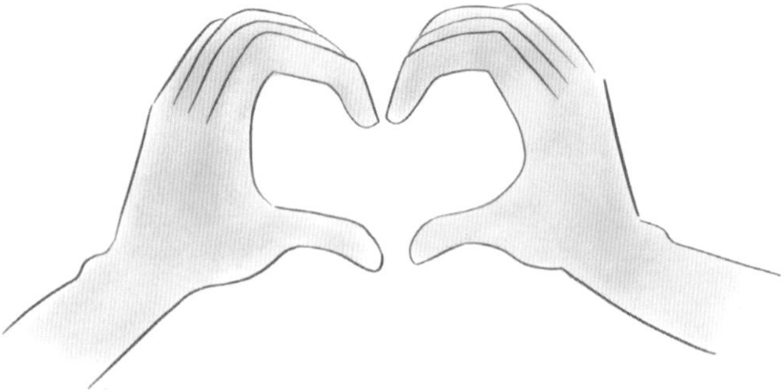

父母不在了，兄弟姊妹間的親疏遠近，全在一念之間。母親的離世，反而讓我們彼此走得更親近，互動更和善，真覺得是意外的收穫。

出，她一生堅毅獨立，偉大的母親已讓子女的負擔降到最低，我們以她為榮，充滿感謝。

（欲了解如何清查、繼承過世親人的遺產，請參照附錄四。）

（欲了解在不同階段如何使用親人的財產支付醫療費用，請參照附錄五。）

19 放棄無效醫療，選擇安寧善終

生命的最後一哩路，無須強求

我不贊成無效醫療，也不支持失能延命，這是資深照顧者親身經歷後的最大體認。生命應該是自然的，該來的時候來，該走的時候走，不必強求。

父親癌末時身體承受巨大病痛，當時子女各自成家，僅剩母親一人硬拚面對，癌變切除手術雖然成功，但癌細胞已擴散藥石罔效，幸好有安寧病房協助舒緩病患的痛苦，讓父親能與家人安適度過最後的寶貴時光；母親氣切長期居家照顧，失能延命造成身心苦不堪言，吃喝拉撒睡都要人幫忙，求生意志薄弱，死不掉又好不了，凌遲了七年，還造成子女間的衝突，好不容易才修復關係，最後因為新冠疫情送醫不便，在家裡善終。

目睹父母的最後一哩路，都是飽受折磨才畫下句點，看著父親疼痛虛弱的軀體，目睹母親求死不能的眼淚，試想過假如躺在那裡的是我，看著孩子忙裡忙外為我著急，想方設法地照顧我日常所需，他累我癱的生活有什麼意義？病者只能被安撫，要吃藥、要治療、要忍耐、還要努力……但這並非要不要的問題，而是身體根本不堪使喚，綑綁著家人一起浸在痛苦的甕中。

人生的終點該由自己決定

相信大多數的人在面對摯愛的家人即將離世時，都會想不計一切延緩最後一刻的到來，深怕選擇了安寧療護，就等於立即判了死刑，而背負「不孝」的道德罪名。其實安寧療護是以最低限度的醫療行為下，配合能夠舒緩病患痛苦的方式，為病患與其家屬提供的另外一種照護方式，同時照顧到病患及家屬的身心靈，並改善彼此的生活品質。安寧療護不是對生命消極，而是珍惜剩餘的寶貴生命，直到生命自然結束。

我贊成安寧善終，避免無效治療，不插管氣切，不靠儀器維生勉強存活。我也能接受斷食善終，在身體虛弱無力，已無積極治療之必要時，不需靠鼻胃管灌食，不做侵入性的治療，也不施行心肺復甦術，因為只剩一口氣的續命真的沒有意義。

人的一生會把自己過成什麼樣子，都和個性有關。我已經是大人，不需要再向父母討愛，也不需要向任何人證明我自己，我有愛自己和照顧自己的能力，有疼惜我的家人、志同道合的好友，以及展現自我的舞台，這輩子我很滿意，為自己努力、為自己爭取、為自己精采，學習開闊心境不找氣受，人生豁達不必執著。

如果明天就是下一生，生命的終點我希望可以自己決定，預立醫囑，採取自己想要的醫療照護措施來維護生命或尊嚴，備妥保險，交代遺願，依自主選擇的方式達成善終，不讓孩子慌亂、猜測、爭吵、互怨。塵歸塵、土歸土，我無須塔位祭拜，不用繁文縟節，生命自有傳承，我的血液在孩子身上，精神在孩子心裡，這一趟生命旅程我已經走過，揮一揮衣袖，不帶走一片雲彩。

人到中年，要為自己下半場的健康努力，我希望到老還能為家人洗手做羹湯，繼續和同好一起唱歌，持續貢獻所能，直至人生的終點。

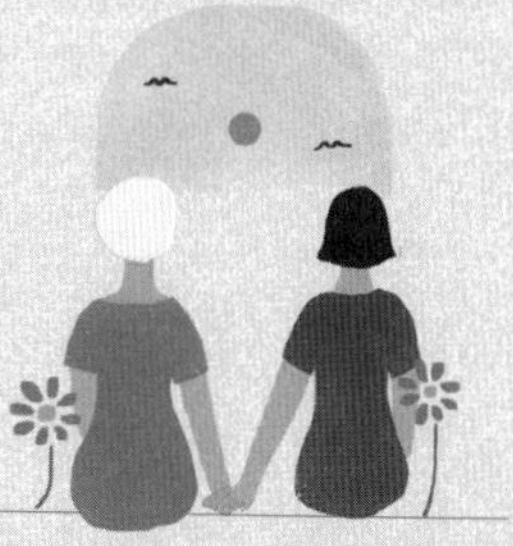

第 4 章

先來一杯，更有動力前進

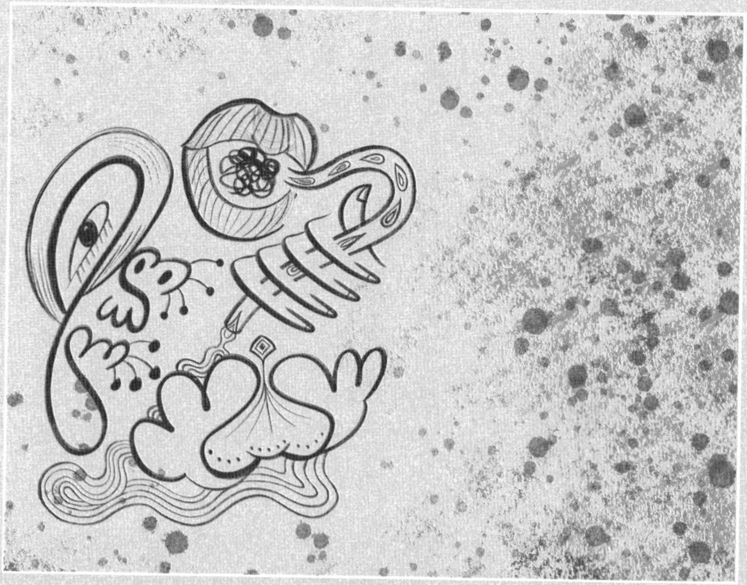

母親氣切後的照護工作，比起辛苦更令人心疼。每日要將抽痰棒放入氣切管中抽痰、致使搔癢欲咳，看著母親糾結的五官，總叫我心如刀割。

20 有口難言的苦，會讓人想逃

不是最慘，只是有點辛苦

沒有人願意生病，常常是出乎意料之外，殺得人措手不及。照顧病人優先，幸好我並非上班族，工作比較可以彈性調整，但也讓我逃不掉責任，成為照顧者的首選。面對最親密的家人生病，我義無反顧一肩扛起，運用媒體工作的連結克服困難，調適良好的心態來面對並處理問題。我用最快速度為母親找到看護，用最果決的判斷讓女兒進行標靶治療，用最好的資源協助妹妹復健重生，這段日子我的潛能瞬間大爆發，體力繃到最頂點。

我是累了睡一覺，醒來就生龍活虎的神力女超人，但我非鋼鐵之身，更不是三頭六臂，我靠意志力不准自己生病，用盡全力撐完全程，而預支健康的結果就是自律神經失調、睡眠障礙、消化系統紊亂，在照顧母親時更經常因瑣事情緒失控，照顧罹癌女兒時直接停經跳到更年期。尤其是失眠，那是最嚴重的惡性循環，我不斷感受到交感神經亢奮、副交感神經遲鈍，我會忘記呼吸，心跳落拍，還會手抖喘不過氣。我只是眾多照顧者之一，有人比我更辛苦，承受著更劇烈的身心折磨，付出的代價超乎想像。

痛苦是要經過比較的。在我主持的 Podcast 節目《先來一杯我們再聊》中，訪問過許多照顧者，他們遇到經濟壓力、親情牽絆、道德倫理、體力透支等各種難題，身懷許多難言之隱和說不出的苦，從這些故事中，我得到一丁點安慰，原來我不是最慘的，只是有點辛苦。

訪問暢銷作家大師兄時，他說自己在讀大學時便成為照顧者，照顧中風失能的父親八年。對他來說，工作賺錢比讀書重要，他在殯儀館擔任接體員，在養護中心當長照員，到葬儀社上班還斜槓寫作，他不懂「阿爸是山」是什麼感覺，因為他的父親好賭、欠債、外遇各種荒唐事都發生過，甚至曾情緒失控，開車要帶家人一起撞死，用盡各種方法吵著要錢，不斷羞辱、責備、控訴妻小。他在恐怖暴力中長大，甚至還曾和妹妹一起計畫殺掉父親，沒想到父親會中風倒下，已無婚姻關係的母親因心軟不捨，救回父親一命，扛起照顧責任。

長照雖燒錢，但也終結了父親繼續在外捅婁子的無底洞，不過因為親子關係疏離，他很不甘願照顧父親，但因為母親捨不得，只好一起負重前行。他壓力大又焦慮時就會去洗澡，一天洗好幾次，甚至會喃喃自語數數字，從一數到十再重複數著，他發現自己竟出現和父親相同的行為，才理解父親之前的荒誕行徑有可能是心理生病了。他把辛苦賺來的錢用在照顧父親身上，卻等於是讓自己繼續受苦，直到父親生命的盡頭。

即使戴著口罩接受訪問，大師兄仍隱藏不住滾滾淚水和吸鼻涕的聲音，大大的眼鏡上濃濃的霧氣，看不見他的眼神，訪談中數度哽咽低頭，這個壯碩男孩肩上壓著重擔，他有太多的情緒想要拋散，彷彿體內有一股熱氣要從汗毛底下往外竄。他在長照路上看過許多無法喊停的照顧者，都是咬牙硬撐到最後，他也是如此。他用文字記錄走過的歷程而成為作家，與其他照顧者們交換彼此的心情，在句點過後，才開始擁有自己的人生，活得像個人。

如果我是在二十幾歲的年紀要承擔這麼大的重任，我該怎麼辦？光想就頭皮發麻，很可能道德觀、價值觀都會擠壓扭曲，管他可不可恥，我很可能會選擇逃走。

放下執著，坦然迎接生命的最後時刻

知名主持人林書煒的母親罹患額顳葉型失智症達九年之久，沒有藥物可以治癒，只能看著母親認知及語言退化，擔憂焦慮的她花了許多錢嘗試各種療法，甚至想帶媽媽到俄羅斯做幹細胞治療，只為找尋那一線希望，最後證明都只是徒勞無功。在病情還沒如此嚴重時，書煒全家其實一直沒有真實感，直到某天母親走失了，眾人才總算認清現實。

照顧失智者非常耗費時間精力，由於書煒實在無法親力親為，故聘請看護天天陪著母親運動、唱歌，希望能減緩媽媽退化的速度。然而一次意外跌倒，媽媽還是迎來了臥床的命運，那個愛漂亮、出門總是戴耳環擦口紅的倩影再也回不來了，只剩下消瘦的軀殼，躺在床上插著各種醫療管線。

這種狀況下，走不掉是對人最殘酷的折磨。失智症不會死，吞嚥萎縮嗆咳造成吸入性肺炎才是最大的風險，插鼻胃管是醫護人員最務實的建議。明知鼻胃管只是勉強維持生命，不會減緩病患的痛苦，但書煒無法接受放任媽媽餓死，還是選擇插鼻胃管。後期臥床三年，看著母親陷入無盡的深淵，書煒最後決定告知養護中心，遇到緊急狀況無須再使用任何醫療手段，不到半年，媽媽就在睡夢中安詳離世。

訪問時，書煒曾提及選擇插鼻胃管和這些年來的歷程，她後悔不已，因為愛和不捨，卻延長母親的痛苦，實在心痛又自責。工作人員遞上面紙，抽取一張又一張，在眼淚鼻涕中談著母親，桌上一坨坨的面紙，是多少痛心與悲傷。書煒將手中四五張面紙搓揉成一團，緊緊用力地握著。**回首看著走過的人生路，生命最後就是求一個好走，計較和執念都毫無意義。**

全球有超過五千萬名失智者，背後就是五千萬個家庭，光是台灣就占了將近三十萬個家庭。面對認知功能障礙、失去記憶、異常行為、個性改變、妄想和幻覺等狀況，加上經常日夜顛倒，即便是一對一的全職照顧都難以應付，這些都是嚴重的社會成本。

青春正好，意外來得太快

節目中我還訪問過另一位照顧者，是福音歌手黃述忱。她學社工，先生是精神科醫師，同為台大畢業的才子佳人，新婚燕爾一同出國旅遊，先生在滑雪時發生意外，從高處摔落造成脊髓損傷，爾後下半身癱瘓，失去行動能力，生活均無法自理，太太就專職擔起照顧先生「屎尿（始料）未及」的人生。

她是父母的掌上明珠，剛開始幸福人生的新頁，卻一腳掉進照顧者的黑洞，成為先生的專屬看護，包辦生活起居，出入皆由她開車接送，瘦弱的她要扛輪椅抱先生上下車，十年下來背痛、腰痛、網球肘從沒好過。

婆婆好意搬來同住幫忙，卻打亂她的照顧節奏，不斷下指導棋讓她綁手綁腳，照顧先生之外，還要「順便」張羅婆婆的飲食起居。已經揹著先生的人生，現在還有一個婆婆跳上來加重負擔，長久下來她內心的惡念不斷湧現，想在婆婆的飯碗裡使壞加料，自己也經常疲累嗜睡，後來還是精神科醫師的先生察覺她不對勁，應是罹患了「照顧者憂鬱症」，須趕快就醫並嚴肅正視這個問題。於是先生向他的妹妹求助，商議將母親託付妹妹照顧，婆婆只能哀怨地搬去與女兒同住，直到婆婆罹癌，過世前非常慎重地向逑忱道歉、道謝，婆媳之間方才釋懷和解。

先生即使身體有障礙，仍努力開始執業看診，她也在福音歌聲中得到支持的力量，因為相愛，都想為對方減輕負擔，只是心疼先生日夜承受疼痛的折磨。她的先生正是知名的鋼鐵人醫師許超彥，脊髓損傷後，即使時時刻刻忍受身體的疼痛，仍積極參與基金會活動還擔任副執行長，協助同是脊髓損傷的患者自立自強，重新適應社會生活。他在精神科擔任門診醫生，用意志力支撐孱弱的身體幫助病患，我告訴逑忱，想像當病患進門看見超彥醫生奮力地坐在診間的那一幕，疾病應該都會好一半了吧！超彥醫生這麼辛苦都還在努力幫助病患，我們哪能繼續自怨自艾？

我聽著逑忱的歌聲，感覺溫暖；我看著她手上的護腕，覺得心疼。她聽到我說背痛睡不好，還想要幫我介紹氣功老師，一個自顧不暇的人仍想著幫助別人，令我感動不已。我們相互有著同是天涯淪落人的憐惜，更彼此提醒要照顧好自己才能照顧別人。

照顧者也該被照顧

生病不是老人的專利。年輕力壯時都不認為這是問題，覺得這些都離自己很遠，但天有不測風雲，意外正是因為發生在意料之外，沒有人能預料下一秒會發生什麼事。

瑛娟有一個側畸症合併複雜先天性心臟病的女兒，面對如此罕見的疾病，醫生認為活不過一歲，她卻在家人細心照顧下活到二十一歲。先生負責工作賺錢養家，支付女兒醫療所需，兒女們也會一起幫忙，全家人帶著隨時可能會失去女兒的忐忑度日，長輩卻還責怪她怎麼會生出這樣的孩子來拖累家人。女兒經常送急診，她則是經常以淚洗面，生活被困在家與醫院；只有七歲年紀智商的成年女兒說她「想結婚」，雖然無法如願，至少可以陪她穿婚紗，開心拍下全家福。

這種罕病活著的每一天都是在創紀錄。忽然某天女兒自己預告：「我要走了。」過沒多久便真的離開，彷彿是一位來世間玩玩的天使，玩夠了就轉身離開。

結束漫長的照顧者人生，卸下重擔後以為可以輕鬆度日，沒想到女兒的離開竟是瑛娟悲傷的開始。她食不下嚥也睡不著覺，瘦到皮包骨，因為太過思念，甚至祈求自己可以生病早日去見女兒，但沒想到婆婆失智，她是全職家庭主婦，當然又由她負責照顧。婆婆一直是她壓力的來源，經常用惡毒的話罵她，拿她的體型開玩笑，嘲笑她瘦得跟竹竿一樣，怪罪她不會教小孩，甚至曾經拿刀想要殺她，只因為她沒有用手洗婆婆的衣服。

種種壓力讓她患上乳癌，治療過程非常艱辛，手麻無感，連做菜被燙傷都不知道。生病讓她體會到女兒活著有多麼不舒服，要承受治療和吃藥的痛苦。然而身為長期照顧者，不僅無法好好休息，白天還得繼續操持家務，內心更難以放下婆婆時刻的惡毒話語。她被罵到失去自信、懷疑人生及婚姻，直到婆婆離世後，她不想帶著委屈進墳墓，決定要和先生好好溝通。以前她從來沒跟先生抱怨婆婆，認真工作賺錢養家的先生也並不知情，當她告訴先生婆婆生前罵她的話語時，先生非常震驚，覺得心疼又抱歉，正式且充滿誠意地道歉：「對不起，讓妳受苦了。」就這一句話，讓她整個打開心結，重獲生存的力量。她告訴自己：「我很棒，做得很好。」

這一輩子她只會照顧別人，卻不會照顧自己，於是她開始用文字撫慰心靈，將女兒生病的歷程記錄下來，寫下幾十萬字出版成書，並認真學畫畫還開畫展，重新找回自己，建立自信，學習放鬆和紓壓，甚至開始訓練先生上市場買菜，進廚房做飯，不再把家務一肩扛起。看在孩子眼裡，覺得父母終於像一對夫妻了，會互相幫忙、相互扶持。

瑛娟姐打開手機相簿，都是她的工筆畫，繽紛細緻畫得真好。她說要介紹畫社給我，告訴我畫畫的好處，專注畫畫時間會過得很快，同時又能獲得心情的愉悅平靜。她送書給我，告訴我她在心臟病兒童基金會當志工，用過來人的經驗分享並勸慰許多受苦的父母。她送我自繪的蓮花杯，蓮花的花語是純潔、忠貞，正是她對人生與家庭的信念。

救自己才能幫助家人

看到這些人的遭遇，究竟是命運的安排還是老天的捉弄？沒有答案，事情就是發生了。感謝願意分享故事的人，這些經驗足以讓人重新思考人生，唯有把握當下才最是美好。

我是資深照顧者，但看到大師兄照顧中風父親的怨念，林書煒照顧失智母親的心痛，黃述忱照顧脊隨損傷先生的壓力，瑛娟姐送走孩子後自己罹癌，還要照顧婆婆的辛苦，深感還有多少人在照顧的洪流裡失去了自我，他們在湍流中抓不到浮木，看不到方向。看著這些故事，我時刻提醒自己與每一個照顧者，**在被淹沒之前要先奮力爬上岸，救自己才能幫助家人，心念對了，方法自然會出現**。

我被迫成為照顧者，也意外開啟關懷傷病的志業。我在孩子生病後，開始關注兒童癌症議題，並擔任中華民國兒童癌症基金會董事；在母親臥病後，積極關心長照議題並常受邀演講；在妹妹中風後，經常提醒身邊許多三高的危險族群，要留意健康預防疾病。經一事長一智，我蛻變成更好的自己，隨時、隨手、隨心，幫助更多需要的人。

要開車上路需要先上駕訓班考到駕照，但人生道路呢？沒有使用手冊，沒有教練引導，更沒有機會練習，照顧者聘書直接從天而降，只能忐忑不安地在錯誤中學習，看著前人的經驗摸索。每個人都曾是新手駕駛，假以時日，你在痛苦中成長的故事將會成為一道指引的光，引領後進的照顧者帶著希望前進。

還在吃苦的你，即將破繭而出羽化成蝶，展翅飛起來吧！

21 成為照顧者前，先照顧好自己

事事都扛起的管家婆

你喜歡像父母嗎？遺傳真奇妙，不管你喜歡或不喜歡，總是會與父母相像，無論是嘴巴像你眼睛像我的外在，個性活潑或寡言的內在，不用滴血認親，肉眼所見清楚明白。

我的母親是大姊，是弟弟妹妹的小媽媽；父親是么兒，有姊姊照顧他，因排行而養成了不同個性，從面對事情的態度上便清楚可見。父親雖比母親年長許多，但父親只做自己想做的事，而母親經常要幫他善後，除此之外還要努力自己開創新路。我的父母其實都很拚，為了孩子，父親在巷口幫人補雨傘、切貨擺地攤賣五金、踩三輪車送家具，還投資餐廳、開牛肉麵店，想到就做，做不成就收。他總是怨嘆壯志未酬，機運不佳，有志卻難伸；母親也嘗試過許多賺錢的方式，但她有毅力夠堅持，最後靠自己的一人早餐店成功翻身。她個性強悍一定要掌握人生，也擴大延伸到掌控家人，投注以愛之名的照顧與要求，沒有人能逃脫她的手掌心。

造就這種個性的基因，我似乎也在自己身上看得到。俄國作家托爾斯泰（Leo Tolstoy）說：「世界上只有兩種人，一種是觀望者，一種是行動者。」我就是行動者，在家庭、工作、社團、社區裡都是帶頭做事的人。在娘家，我是母親的小幫手，幫忙做家事煮飯、顧店做生意，是最好「央教」（囑託）的好女兒，看到事情會主動幫忙，聽到召喚立刻起身，這是本性，還是老二情結期待被看見，我早已分不清了。我很乖但不太會讀書，手足也很乖但會讀書，在沒讀過書的母親眼裡，功課好就是厲害，我要更乖才能得到父母的青睞，必須看到父母的需要主動幫忙，無時不期待別人能稱讚我。

結婚後，我也是把眼光一直放在家人身上，對老公和孩子近似「茶來伸手、飯來張口」地伺候著，這是我樂意也喜歡做的事，做這些事讓我感覺幸福。我經常會問：「要下班了嗎？」「要吃飯了嗎？」「幫你弄點吃的好嗎？」好像深怕他們餓著。

最捧場的是我先生，問什麼都說好，女兒們就不一樣，從小時候餵飯、上學時帶便當到出社會，都還要緊盯她們的飲食、作息及睡眠時間。基於關心和疼愛孩子，我的時間變得破碎零星，明明坐在電腦前處理事情，聽到女兒起床聲，就會先放下，到她們跟前說：「早上準備了水煮蛋、水果，麵包幫你烤一下吧！」

如果要錄影，出門前也會煮個菜弄個湯，傳LINE告訴家人吃飽再出門，再交代自己回家的時間。只要家人說栗子燒雞好吃、清蒸鱈魚很棒，我就會記下來，下週再做一次，努力滿足每個人的生活所需，包括看護說她的咖啡喝完了，阿嬤的蛋糕要買了，我都會記在心上。

我把自己過得像個管家婆，期待家人感恩戴德，但內心卻在拔河，一邊告訴自己不需要操煩那麼多事，一邊又覺得家人很需要我。我發現自己非常需要被肯定、被稱讚，有時甚至不自覺地把自己塑造成悲劇人物，為家庭奉獻到快死掉，卻還沒有人感謝。我好需要被人看見，內心深處一直很在意家人的看重，好勝心強反而束縛了自己，這麼用力地過日子想證明自己有多重要，心真的好累好累。

我的勤奮積極也用在工作上，我樂於協助同儕，服從指令與團隊共好。主持人是節目的魔術師，我努力執行導播的要求，豐富製作人的節目腳本，讓受訪來賓備受尊崇，為的就是呈現出最棒的節目。我在社團裡更是始終如一，十九歲時就加入基隆市愛樂合唱團，受到團裡前輩們的照顧，在社團裡勇於展現自己，從參與團到經營團，從團員成為執行長，用三十八年的時間堅持做好一件事，就是「推廣合唱音樂」，把團員當家人，和這群沒有血緣的手足感情親密，掏心掏肺付出奉獻。

親近的人傷自己最深

我這樣凡事先想到他人的雞婆個性，卻常讓親近的人傷自己最深，也許正因為夠親近才會受到傷害。時間是最好的老師，屢屢受創後，我認真思考，無私奉獻是對的嗎？為別人好是必須的嗎？我給的是他想要的嗎？把喜怒哀樂的鑰匙交給別人會幸福嗎？**施與受之間的平衡是雙向的，對人好不是錯，給太多就是負擔，無法獲得相對回應而失落，那你必然會感到挫折。**我不喜歡「能者多勞」這句話，因為我不覺得這是肯定和讚美，有時反而覺得是懲罰，我要工作，要照顧家人，還要在意周遭人們的感受，生活猶如驚弓之鳥，在體力與精神同時耗弱的臨界點，隨便一根稻草即能將我扳倒。

還記得有個陰雨天，正好一堆瑣事同時發生，我無法和不講道理的人激辯，無法和臥病在床的人生氣，無法跟莫名其妙的人溝通，就在火山即將爆發、洪水即刻洩洪的關鍵時刻，女兒的一句話引爆我所有的負能量：「媽咪！我今晚要跟同學夜唱。」我突然歇斯底里地暴跳起來喊叫：「為什麼現在才說？為什麼一定要夜唱？為什麼要晚歸？為什麼不愛惜身體？明知道我這麼忙還要擔心妳，家裡這麼多事妳幫忙分擔了嗎？我是有三頭六臂嗎？到底是想逼死誰？」我大發雷霆、全身冒汗，走進房間又走出房間，不顧一切地想將憤怒往外倒，女兒呆愣站著不敢回話，我氣到跳腳、推椅子、甩包包，氣話繼續冒出：「為什麼都是我？什麼都要我做？老的小的都要算我的，為什麼這麼倒楣？憑什麼大家可以這麼清閒？只有我在水深火熱之中？」

胡說八道一堆風馬牛不相干的事，但我的情緒真的停不下來，直到女兒不知哪來的勇氣，上前一把抱住我，我試圖掙脫，她卻抱得更緊，我感覺到女兒的手不斷輕撫我的背說：「沒事喔！媽咪沒事哦！我們很愛妳，妳放輕鬆，沒事哦！」頓時我像一顆消風的氣球，全身無力地靠在牆邊，我問自己：這是在幹什麼？我到底在幹什麼？此時我正要出門主持活動，自己卻是一身狼狽，怎麼見人？連聲音都喊啞了，怎麼主持說話？女兒倒了一杯水給我，我緩緩地坐下深吸一口氣，調整一下自己，靜靜地坐了片刻，才開口跟女兒說：「好了，晚上別太晚回來。」

暴風雨過後，家裡顯得特別寧靜。看護早已關上母親的房門，試圖阻隔我嘶吼的聲音，想想其實我很壞也很殘忍，有些話我是故意吼給母親聽的，在情緒失控下將不滿丟給身邊的親人，對照我曾經跟母親說過的話：「放心，妳沒有拖累我們喔！好好安心養病。」我說的話與情緒反應十分矛盾。

讓自己冷靜下來的情緒練習

婆婆常稱讚我把家照顧得很好，她對我很放心，說我這點最像她。相信許多婦女朋友都是這樣，我輩中人觀念相似，總覺得只要家庭好我們就好，辛苦一點、犧牲一些也無所謂，沒想到一輩子其實很短，一下子人生已過中場。認真想想，我是個不及格的人，過度壓榨自己，沒有照顧好自己的情緒，欠缺看顧自己的能力，還把自己變成討人厭的老媽子，我有能力讓自己好好的，其實只要拿出照顧家人一半的能力對自己，整個家庭氛圍就會大不同。我應該要當個升級版的「管家婆」，人工智慧正夯，未來可能還有機器人，處理家庭瑣事只要設定好就能確實執行，我只要當個討人喜歡的媽媽和太太，只需聲控、觸控不要過度操控，留給家人朋友有轉圜的空間，在安全距離下看著就好，就像汽車自動駕駛，能偵測四周避免撞擊，能自動閃開障礙物平穩前進，最後安全抵達。如果拿肉身當戰車去衝撞，玉石俱焚，早晚報銷。

我開始學著照顧自己，明白自己的情緒為何波動，把事情想深一點，要相信沒有人會故意與你作對，即使沒照你的意思做也不會怎樣，就算錯了也是一種學習。情緒是一種提醒，告訴你狀況不對勁，要有自覺地在失去理智前踩住煞車，避免自殘傷害自己，後果就不至於太慘烈。在社會事件中經常看到許多恐怖的情緒失控，導致拳打腳踢、砍殺衝撞，甚至憤而跳樓投江，若沒有適時拉住自己，只會造成更大的懊悔。

我們可能常常在安慰別人或被安慰時，會聽到「不要想太多」、「你不要這麼敏感」，但這些話其實都沒用。我覺得自己是太有責任感，太過未雨綢繆替大家設想，想得比別人多，做得比別人多，結果就是累死自己。我既無法放任事情擺爛，又不願當個事不關己的旁觀者，把所有事一肩扛，害得自己燃燒殆盡，這樣好嗎？我確定這不是我想要的。於是我漸漸學習到情緒管理的技巧，只要能在失控前發揮自省的力量，結果就會不一樣。

我從別人的故事與經驗中學習改變，開始練習冷靜下來的三個步驟，第一步：可以生氣，但要縮短生氣的時間。第二步：可以發洩，但要避免傷人傷己。第三步：可以不滿，但要溫和地說明感受。做完這三個步驟需要一點時間，但這一點時間就足以緩和當下的緊繃，再深呼吸三次，情緒可降溫、腦子更清晰，轉個彎就能看見不一樣的風景。

22 有情緒很正常，失控時的轉念練習

心靈的依靠

我一直是無神論者，靠自信面對考驗，然而在歷經家人的病痛後，發現其實人很渺小，很多事情都不是你能掌控的，只求關關難過關關過，即使再強大的心智也有軟弱的時刻，想有依靠、被支持，強烈希望有一個力量能撫慰我的心。

二〇二〇年，大女兒忽然意識不清又語無倫次，雙手顫抖無法行走，即使就醫住院也還是找不出原因，我慌亂到不知所措，只好又一次和神鬼打交道。我厭惡這種感覺，因為她兒時夜啼難養，我曾像無頭蒼蠅般做過許多莫名的事，而這一回我實在不知該怎麼辦，便透過一位通靈者溝通求和，與求功德的無名談條件，應允參與法會、行善捐款，為無名添功德。

我很難解釋這個過程，信者恆信，最重要的是後來女兒找到了病因，對症下藥後得以逐漸康

復。

面對難以用科學解釋的情況，我覺得需要信仰的指引，經朋友引薦，來到法鼓山雲來別苑拜會果器法師。我止不住淚水訴說這些年照顧家人的經過，像是受了委屈的孩子回家告狀，覺得老天爺對我太不公平，讓我承受這麼大的重擔。法師像是定海神針一般，安靜地聆聽，讓我暢所欲言，撫慰我的心，肯定我對家人的重要性，還送我佛珠和聖嚴法師的書，讓我帶著祝福回醫院陪孩子。女兒是我的大菩薩，連結奇妙的因緣帶我走向正道找到依歸，心安才能平安，搖晃的水、混濁的心，要沉澱才能明心見性。

好好溝通才能彼此了解

多年來加諸在我身上的事情，讓我練就如鋼鐵般的意志。臥病母親穩定善終、罹癌小女兒康復痊癒、中風妹妹重回職場，這些我都穩住了，卻在大女兒感染腦炎時開始懷疑人生，壓力已達臨界點。我沒有想像中勇敢，心靈需要依靠，想透過皈依請菩薩當我的靠山，家人也都覺得很好，但都沒有人提出具體的時間表，我等著他們主動表示，卻一直等不到，實在心急又不想總是由我決定，情緒逐漸積累，終於在某次對話中擦槍走火。

我朝向先生開砲：「你們到底覺得怎麼樣，都不表示意見是什麼意思？」

先生回答：「沒有什麼意思啊！決定了就做，皈依很好啊！」

我氣急敗壞地說：「但是你們都沒有人討論這件事，好像是我一頭熱，皈依不是隨想隨做的事。為什麼總是要我決定、要我安排，外人看起來好像是我很霸道，掌控欲很強，但我不動的話大家就放著乾等，到底在等什麼？如果你們不願意，我一個人去皈依也可以。」

先生解釋：「我們想一起啊！本來就是想一起皈依啊！沒有不願意。」

我回話：「我不是你，我怎麼知道你心裡有想皈依，你不說我怎麼會知道，你要說啊！」

這是我們相處的模式，他是好好先生，我是霸道小姐，其實我並不是這麼喜歡做決定，只是當大家都在觀望、不表示意見時，總要有人決定不是嗎？做決定的人是要扛責任的，小到要吃什麼、去哪裡玩，大到買房子置產，這些都要做決定不是嗎？我們溝通的音量越來越大，翻著過去種種不愉快的舊帳，我氣惱的是，彷彿都要等到最後有人發火了，才會有人動起來，為什麼要這樣？

尷尬的是，原定與某媒體長官喝咖啡的時間到了，本來先生要與我同行，但此刻真的不想他陪，我滿身大汗又氣沖沖地走出家門，還回頭喝斥：「你不要跟來！」我邊走邊跺腳，不斷用力甩手，甚至有股衝動想捶打圍牆及路燈，事後回想，那些失去理智到想自殺跳樓的人，可能就是被這種情緒綁架。我不斷深呼吸以求舒緩，走到咖啡廳，立刻堆滿笑容與長官寒暄談合作，沒想到長官竟以景氣不佳為由，開出踐踏專業、羞辱人的主持條件，還說是因為看重我才提供舞台。我的心從頭涼到腳底，這是什麼世道？怎麼說得出口？我像是一隻帶著微笑卻戰敗的公雞，咖啡還沒涼，就速速句點說再見。氣還沒消，鬱悶卻再添一筆，提早結束又不想回家，頂著太陽在公園走來走去，但實在沒地方去，還是只能返家。

一進門，先生和孩子已坐在客廳等我，向我道歉，因為表達不夠清楚造成我的誤解。他們認為已是共同的決議，但沒有體認到此事仍需要事先安排，先生坐在我身旁搭著我的肩，兩個女兒蹲在地上握著我的手說：「我們都很愛妳哦！」還謝謝我把心裡的話說出來，不用猜測我為什麼生氣，透過溝通才能彼此了解。

牙齒咬到舌頭，會痛也會好，家人沒有仇、沒有怨，心都在一起，這麼漂亮的台階，順勢而下吧！於是彼此協調出時間，依止法鼓山，由演禪法師帶領我們一家四口皈依三寶佛、法、僧，跟著法師齊聲複誦五戒：「不殺生、不偷盜、不邪淫、不妄語、不飲酒。」結果「不飲酒」只有先生一人回答，我們母女三人竊笑不應，愛搞笑的一家人就這樣成為佛家弟子。

從禪修中找到平靜

心安平安，是我在皈依時最大的期待。生活上太多風吹草動，讓我害怕，連圖個心安都好難，因為恐懼、擔憂、顧慮太多，心中的小劇場一再上演，念頭剪不斷理還亂，我需要一盞明燈、穩定並壯大自己的力量。

我和先生一起參加法鼓山自我超越研習營，聖嚴法師提倡「心靈環保」淨化人心、淨化社會；「信仰」是重要的價值觀，影響觀念和行為；「理解」是觀念，用佛法的觀念幫助解決面對的問題；「修行」是行為，從自我反省到成為更好的人。

禪修是非常好的體驗和練習，能強化專注力與執行力，科學更證實禪修能增加帶來快樂的血清素，並降低和壓力相關的荷爾蒙。我和先生同在一個佛堂，牛郎織女遙遙相望，禪修期間禁語不交談，男女眾分隔兩邊，手機集中保管斷絕外界聯繫，全心參與禪修，用最簡單的方式「體驗呼吸」，只要專心數呼吸的進出，就能安定心神，讓複雜的心變得簡單、專注。

我遵照引導盤腿靜坐，放鬆數息吐氣，從一數到十，再回到一數到十，數一數居然會忘記數到哪裡；過程中若是各種念頭不斷竄出，還會忍不住去思考每一個念頭，心不平靜，呼吸速度就忽快忽慢。進階版練習只要吸氣吐氣不用數數，但我念頭亂到身體冒汗、腳麻、背瘦，感覺到對時間的焦慮，雖勉強硬撐到底，但真是太不自在、太難放鬆了。分組討論時我提出靜坐時遇到的困境，沒想到學員一句話：「把腿放掉，重來就好。」我才恍然大悟，是呀！怎麼沒想到把腿放開呢？鬆鬆腳再重新盤腿就好，這才察覺自己的好強，連打坐都不能輸，在法師引導下練習多次，終於漸入佳境。法師說：「念頭就像白雲一樣，讓它飄過就好。」內心安定，就不會被外在的事情牽著鼻子走。應無所住，而生其心，不要把雜事抓進來放在心裡，保持腦中一片空白，自然長出清澈如水的心，這感覺真是舒服。

還有「經行」的體驗，一開始我覺得走路有什麼好練習的，當志工清理乾淨的山坡步道時，和學員們一起在水流河邊赤腳行走，頭戴斗笠腳踏實地走在草皮、泥土和石頭上，感受大地的溫度，穩穩走出每一步，雙手甩動，氣沉腳底，清楚知道每一步踩在哪裡，魚貫跟著前進，和所有學員坐在溪邊的石頭上打坐，好像武俠小說中的高人，隱居山林的修行者。感受山林的芬多精，潺潺河流聲，微微樹下風，閉目觀照自己，那種從未有過的身心舒暢，我找到和自己在一起的感動。

禪修這些天我們不在家，家裡好好的，母親和女兒也都好好的，這世界沒有什麼事非誰不可，太陽會升起落下都是定律，我改不了定律，也改不了任何人，我唯一能夠影響的人是自己，只要專注自己即可。

我們的身體會不斷變化，念頭也變化多端，今天喜歡，明天卻討厭；今天這麼想，明天又改變主意。心會變，想法跟做法就會跟著變，唯有一心不亂的清淨心、智慧心、慈悲心，才能化解世間一切對立與矛盾。

專注在自己喜歡的事情上

轉化情緒可以有很多方法，從喜歡的事情開始，無論是旅遊、健身、收藏、創作、服務社會、養花種草、影視娛樂都好，只要能專注其中自得其樂，把時間花在喜歡的事情上面，世俗煩惱拋到九霄雲外，所想所思皆美好。

我是個藏不住情緒的人，歡喜悲傷全寫在臉上，雖一再遇到挫折，但還能保持笑容，活得精神，我覺得和自己熱愛的興趣有關。唱歌是非常健康的活動，團員跟著指揮的手勢一起吸氣吐氣，就是練氣；跟上音樂的節奏與拍點，就是練專注力；把每個音符唱準，跟著旋律流動情感，就是情緒宣洩。眼睛看著指揮，耳朵聽著和聲，要掌握發聲位置，還要適時呼吸換氣，唱歌看似簡單，其實是很複雜的身體多功能運作，更是一種生活禪。

我常被稱讚說話鏗鏘有力，聲如洪鐘，因為我用合唱來訓練體魄。參加基隆市愛樂合唱團三十八年來，除了生小孩坐月子之外，我從未停止練唱，每週六固定團練三小時，每年舉辦售票年度公演，並回饋社會進行慈善愛心義演。練唱還很需要體力，演出彩排需要長時間久站，練體能兼訓練核心肌耐力，所以練唱完肚子總是特別餓。合唱也是有益身心健康的休閒娛樂，當你陶醉在音樂之中，含氧量增加，醒腦又促進健康，背歌詞更可以訓練記憶力，預防失智，還有助於抒發情緒，讓自己恢復平靜，與禪修有異曲同工之妙。

我和先生都喜歡音樂，他是大學城時代的民歌王子，經常彈奏吉他與我一起合唱，〈夢醒時分〉、〈守著陽光守著你〉、〈秋意上心頭〉，客廳就是民歌餐廳。他有一把很高貴的 Ovation 一九八八年典藏版原聲吉他，就像他的情人一樣，每次拿出來彈唱，都要先仔細為每一根弦調整鬆緊度，把音調好才能彈奏出好聽的音樂。身體跟弦樂器有點像，需要傾聽內心的聲音仔細調整，不能太緊也不宜太鬆。

我是家庭的僕人，眼光都在親愛的家人身上，隨時留意每個人的需要，隨時準備伺候他們，我聽不見身體的聲音，沒理會走音的身心，綳緊到自律神經失調、呼吸短促、睡眠障礙浮現，才開始正視身體被自殘的後果。

我在人前氣定神閒，像一隻在湖面上優雅游動的天鵝，卻看不見水面下的蹼正忙亂地划水；牙醫師說我的牙齦肌肉很緊，覺得我磨牙耗損嚴重，我不相信自己會磨牙，但為了保護牙齒，接受醫生建議戴著牙套睡覺，果然在牙套上發現明顯咬痕，原來我連睡覺都會不自覺咬緊牙根，我的身體其實比想像中還要緊繃，於是我開始用中醫調理身體，醫師幫我把脈時還嚇了一跳，說我的脈象好弱又好沉，還會落拍，心搏速度不穩定，顯然身體已跟不上過度操勞與負荷，交代我要好好睡覺，運動流汗讓新陳代謝更順暢，但醫生只能幫我調生理，心理調適得靠自己。

學習放鬆，靜待風停雨歇

我的工作是主持節目及活動，最怕冷場、怕空白，隨時都要準備接話，久而久之變成一種生活的慣性，害怕生活不夠熱鬧精采，隨時都要填滿，充分且有效率地利用片段的空白時間，然而生活不留白的後果便是隨時隨地都呈現備戰狀態，只有緊沒有鬆，鐵打的身體也禁不起。長期下來，我肩頸經常痠痛，不可能天天泡溫泉做 SPA 按摩，只能拜託女兒幫忙按摩，女兒一捏大喊：「媽咪，你的肩膀也太硬了吧！」趕緊用精油幫我按摩刮痧，才刮幾下就紅通通，整個背部刮完好像是鯛魚片。不只氣結血瘀不流通，我連頭皮都緊繃，咬牙切齒忍著痛，讓女兒用刮痧棒將氣結疏通，呼吸和肩頸始能順暢與放鬆，終得一夜好眠。

那麼，在日常中該如何學習放鬆？我找到的方法是「逃家」。說是如此，但其實是小小抽離一下，跑到陽明山賞花，和先生到擎天崗散步。山上氣候多變，原本還烈日當空，沒想到轉個彎竟大雨驟降，我們只好停在路邊，坐在車內感受大雨的沖刷。雨刷自動隨著雨勢刷得飛快，我的思緒也轉得飛快，接著還閃電打雷，像極了我的處境。大自然的一切沒有人能控制得了，我能夠有辦法或做什麼事讓它停止嗎？其實只需靜靜等待，風停雨歇後再走。

我試著從一個執行者退居為觀察者，適時給自己一個小旅行，用觀察大自然的方式，看身邊發生的瑣事，雲來雲散，浪來浪去，花開花謝，都是自然。記得花開的美好，接受花謝的結果，無須眷戀，當下甚美。莊子說：「厲風濟則眾竅為虛」。大風一停，發出聲音的樹穴皆回復寂靜。愛過了、努力了，就該放下，不必再放任心情擾動不安。

23 用善念存滿你的福報存摺

人生必備的兩本存摺

都說孝順父母的人會有福報，但到底什麼是福報？我不是為了「福報」孝順父母，更不是為了「福報」扛起責任，我是非自願而成為照顧者，一個在無常面前的弱女子，我不要什麼福報，只希望能安穩工作、適切休息、情緒不為難、體力能負荷就可以了；也不需要美名，不奢望謬讚，只求能安然過關。台灣有近百萬名失智、失能的人需要照顧，背後是眾多心力交瘁的家人，有時只需要一點適時的援助，就能繼續往前走。

我從小就養成存錢的好習慣，我的第一個撲滿是竹筒，把銅板存放進去，存越多越有成就感，想用錢只需要一把尺，就能從竹筒裡拿錢出來，這是我個人專屬的ATM。後來還有克寧奶粉罐和透明塑膠豬公，可以直接看到錢更開心，存滿就殺，再把錢存進郵局存摺。

我第一份工作月薪才六千元，全數交給母親，只拿公車月票的錢，吃住都在家裡解決，還能順便帶便當。母親將我的薪水全部存下來，結婚時父親加倍奉還，買下我們家第一部小汽車當嫁妝。存錢給我帶來無限希望，把零用錢和過年的紅包存起來，看數字增加就開心，而汽車也在父親生病治療時派上用場，這是小康之家的甜美果實，點滴累積築夢踏實。

除了現金存摺，我還有一本福報存摺。我喜歡幫助人，主持工作經常有機會協助公益團體，參與並推廣有意義的活動，如分享健康觀念、勸募慈善捐款、愛心關懷義演等。女兒罹癌時，我在社群媒體分享歷程，得到網友的集氣祝福，無形中也讓許多同病相憐的人獲得支持。曾遇到因孩子生病內心慌亂的父母向我求援，我帶著女兒前往關心，現身說法鼓勵支持癌童，給父母堅定的信念與慰藉。

在女兒住院治療期間，我們母女也會主動關心治療中的癌童。剛開始女兒不太喜歡我分享她的事，後來知道有許多人透過她的故事得到力量，才覺得很有意義。曾有一位年輕媽媽告訴我，她的孩子罹患血癌，她擔心到吃不下睡不著，從新聞中看到我們的經歷，連夜在社群媒體上看完我們陪女兒八個月治療的歷程，看到「不自責」讓她淚流滿面，看到「分散注意力」讓她找到方法，看到「相信醫療」讓她充滿希望。**從別人的故事裡看見自己，在前人的方法中找到信心，一個單純的分享，可以幫助這麼多的人。**我在福報存摺中，默默累積著福德，在重大事件發生時，才能足夠支應不至於破產。

曾有人提醒我要「種福田」為母親積德，其實我和妹妹都有幫母親捐款做功德，哥哥也在教會中奉獻己力幫助過許多人，母親能夠狀況穩定走過七年，圓滿平靜地走到盡頭，我充滿感恩。我也鼓勵罹癌的女兒為自己積德，捐款助人只是其中一項，在能力所及之處隨時助人更好，例如幫忙開個門、扶人一把、推個輪椅、鼓勵癌童，都是在種福田，會存進福報存摺中，越存越歡喜。

在生活中點滴累積福報

我的福報存摺都在生活中累積，尤其我的俠女性格，見人有難實在無法視而不見，即便受到酸民的攻擊，也不後悔。某次我在基隆八斗子目睹一輛轎車雙黃線違規迴轉，撞上對向的摩托車，巨大撞擊聲響嚇壞路人，我和朋友趕緊上前協助報警，在警察抵達前幫忙拍照、疏散交通，以免造成二次傷害。

我在社群媒體上發文，表示對汽車駕駛違規迴轉以及年輕騎士車速太快造成的這起車禍感到遺憾，但竟被一群機車騎士群起圍剿，他們抗爭要求機車路權，消遣我是肉眼測速照相機，還有一些陌生人頭帳號湧進跟風謾罵，簡直是有理說不清，我只能選擇噤聲。這些鍵盤魔人的酸言酸語幫助不了這位年輕騎士的車禍重傷，我只記得他的父母抵達車禍現場時那焦急哭紅眼的神情，但因為現場已經排除狀況準備撤離，我就把第一時間拍到的照片傳給他們，這對父母向我點頭致謝的神情至今仍令人難忘。

隨手存福報，處處有真心。我在捷運上遇見一位視障青年，又高又帥的他正在找尋出口，我快步向前問他要去哪裡？需要幫忙嗎？他說要去中山堂聽音樂會，太巧了吧！我也是，就牽起他的手搭在我肩上，帶著他上手扶梯走到中山堂，坐到位子上。聽完音樂會，我又走到他身邊問他：「要搭捷運回家嗎？」他點頭說是，我再次讓他搭著我的肩，我們沿路開心地聊著音樂會，原來他是蝦米視障人聲樂團的成員，他很高興遇見我，我更開心能幫助他，這一夜我真是快樂。

無論捐款助人、行動助人都是好事，養成和存款一樣的好習慣，隨時都有可能派上用場。我媽說有錢是膽，但用錢解決不了的事就需要一點運氣，那時就需要福報給你無形的支持。但我不是為了福報而做善事，而是真心喜歡做善事，不知不覺中就累積了福報。你先為他人付出，就能廣結善緣，因緣存於人的心裡，就是在積德，等到某一時刻你需要運用時，存在於各個地方的善緣，便會自然地流向你，這就是福報。我用十年的時間體會到什麼是福報，每個人都各有一本帳簿，持續記錄著你人生道路上的收支是否平衡。

我是幸福的傻瓜，雖然遇到不少磨難和考驗，但隨時累積的福報存摺都還足夠支應，甚至一路倒吃甘蔗，越挫越勇，越活越好，肩上重擔日漸減輕，福報存摺持續豐厚，「不以善小而不為，不以惡小而為之」，善念就像一道光，能夠引導你走出黑暗的隧道。

24 愛女抗癌成功，完成畢業

分享抗癌經歷，幫助更多人

女兒順利完成急性前骨髓細胞白血病八個月的治療，身上已無癌細胞，身體健康獲得重生。我鼓勵她為這段歷程留下紀錄，便幫她報名參加台灣癌症基金會舉辦的抗癌鬥士徵選。我知道她意願不高，也沒打算強迫她，反正準備資料還需要時間，先報名再說。朋友勸我別再提女兒生病的事，否則會被社會貼上標籤，感覺是媽媽在消費自己的女兒。我在醫院陪女兒住院時，確實看到一些父母，孩子一生病，即停止社群平台的交流，自責沒照顧好孩子，不敢開心、不能快樂，但這樣的心態健康嗎？有苦不訴說，有難不求援，不快樂的父母如何能鼓勵病童快樂抗癌？

隨著抗癌鬥士徵選即將截止，女兒默默地開始整理之前住院治療的經過，一天下午她忽然淚流滿面地從房間跑出來，嚇了我一跳，急忙問她怎麼了？哪裡不舒服？

她邊哭邊說：「我以為我沒事，沒想到回顧治療過程，腦海中的畫面與記憶，讓我感到內心的害怕與恐懼。」看到她的眼淚，我立刻心軟，連忙勸慰她不參加也沒關係，沒想到她擦乾眼淚說：「沒事啦！我只是想說出來抒發一下而已。」

也許正是因為整理出來的故事令人動容，女兒獲選了二〇二〇年的抗癌鬥士獎，主辦單位更安排她公開演講鼓勵病友。我坐在台下聽她分享，真是有趣。她形容化療時的痛苦就像「剉賽」一樣，肚子再痛都會過去，拉乾淨就好，明天再繼續。現場一位阿嬤聽了，還非常憐惜地對女兒說：「哎唷！長得這麼漂亮，怎麼會這樣，可憐。」

生病是不挑人也不看年紀的，沒有人會希望自己生病，遇到了就只能面對。

人生的轉彎處看見新景色

女兒在高三學測前罹癌，但她沒有休學，先生告訴她，「休學」是最簡單的事，但與其專心生病承受治療的痛苦，若能繼續學業，或許能轉移注意力，也能堅定目標前進，於是決定邊治療邊完成高中課業。她從小喜歡畫畫，本來也打算報考相關科系，但因住院期間無法準備作品集，只能被迫放棄，沒想到卻誤打誤撞進了戲劇系。她讀出興趣，真心愛上了戲劇，一開始是沒日沒夜地做舞台弄道具，後來竟瘋狂愛上演戲，在畢業劇展擔任重要角色，還特別找老師學戲。父母只求她能健康活著，定期追蹤回診，生活規律、作息正常為佳，如此全心投入並非我樂見的結果，因為在戲劇圈的工作是不分日夜的。我試圖影響她，希望她找份安穩的工作，不要太累太操，可以專心養身體最好。

每次回診，葉庭吉醫生都會叮嚀她：「人生要像小火一樣慢慢燒，不要用大火一下就燒光光。」年輕的孩子怎能聽進老人言，青春正好沒在怕。加上愛美是天性，擦指甲油、燙頭髮、化妝，這些把化學藥劑往身上放的動作，在我眼裡都是高風險的致癌物，加上劇場人總習慣熬夜排戲，對身體實在是很大的消磨損耗。憂心的媽媽總會在深夜的火車站外，等女兒坐上最後一班車接她回家，再吃個消夜、催促她去洗澡，等到要睡覺時已是半夜，隔天一早又要出門，她簡直是兼讀日、夜間部的大學生，我深怕她氣力耗盡，但只能告訴自己，不要擔心她，只要祝福她。

人真的是換了位置就會自動換腦袋，當年我的父母也搞不清楚我到底每天在忙什麼，只希望我考公務員，追求穩定的收入與保障，但這根本不是我想要的，也不適合我，現在輪到我當媽媽，竟然和父母當年一樣，希望女兒安穩就好。我不贊成她從事演藝工作，因為我知道這條路不好走，結果被前輩反嗆：「妳告訴我哪一條路好走？」的確，**人生沒有好走的路，只能走一條屬於自己的路**。每次媒體訪問女兒，生病治療時最害怕什麼事？她看著我說：「我最害怕面對父母。」

我聽了好揪心，原來她怕父母擔心，會隱藏身心的難過及痛楚，還偷偷告訴姊姊不讓我們知道，其實做父母何嘗不是如此，因為愛而善意掩飾的心情，我懂。

活出自己的燦爛與精采

回頭反思陪伴女兒抗癌歷程，我覺得自己應該做對了一些事，幫助她順利抗癌成功：

- 我會積極詢問並爭取各項醫療及教育資源，從各項檢查、醫療補助、保險給付、升學輔導到特殊招生，只要有機會用到一定追根究柢。
- 我主動要求各科醫生來幫女兒會診，發揮主持人的功力，整合腫瘤科、疼痛科、神經外科、皮膚科、風溼免疫科、身心科等醫生的專業建議來協助抗癌。

- 我想辦法變化每天三餐的飲食，讓女兒有好胃口才能有好體力抗癌。
- 我把女兒的病房變成癌童們能過來短暫逗留的小天地，讓苦悶的住院生活能有歡樂及笑聲。
- 我每天努力記錄各項治療進度及住院生活，分享在社群媒體上，提供給病友及其家庭參考及支持，我們也同時獲得許多打氣與鼓勵。
- 我把家人緊緊箍在一起，排班輪流照顧女兒，用愛來消融身心的苦痛，並做好長期抗戰的準備，維持生活的正常步調。
- 我鼓勵女兒站出來現身說法，幫助還在病痛中的癌友，並積極參與公益活動，累積福報存摺。

我也可能做錯事，主觀意識太強而忽略別人內心真正的感受，無形中讓周遭的人承受壓力，我會自我檢討。

走過人生的低谷，現在她已經脫離重大傷病卡，也長大成人，有自己的想法和夢想，父母是孩子永遠的靠山，但我們沒有能力可以指點任何人的前途。我常說女兒生病是一個包裝得很醜的禮物，慢慢打開後，才發現其實裡面是一顆藍寶石。這顆藍寶石是她的，要如何擦亮？要怎樣閃爍？都是她自己要去慢慢打磨的。

如果人生注定要碰上一次重大的考驗，我很高興是在她十七歲的時候發生。這個年紀的她，沒有經濟和工作的壓力，也沒有先生和子女的牽掛，只需安心接受治療，由父母全權做主，給她最好的醫療照顧。能夠陪她走這一段路，我滿心感激，現在我只需要給她滿滿的祝福，放手看著她走出自己的燦爛與精采。

母親之於女兒，正如同這大樹之於小花，永遠會在女兒最脆弱的時刻，當她最堅強的依靠。

25 生老病死，平凡即是幸福

不必執著與比較，適合自己就好

世間唯一不變的，就是變。**想要成為更好的自己，必須歷經脫胎換骨的改變。**

我第一次經歷死別，是剛當媽媽的第一年。父親罹患肺腺癌離世，為了告別式上能否放照片，與手足爭吵不休，死者為大，哪有喪禮連照片都不准放的事。母親夾在子女中間，哭天喊地幾近昏厥，彼此互不相讓爭辯不休，差點變成全武行，把從小到大的恩怨情仇都翻出來講，人人想贏的結果就是沒有人贏。

母親因為做生意，五湖四海敬拜各路神明，初二、十六必準備供品，膜拜祈求生意興隆。除了附近的土地公廟，她還會騎摩托車從基隆到石門拜十八王公，說真的靈驗，早餐店的生意就是這樣做起來的，但我們總是會擔心她一個人騎這麼遠的路太危險。

每次看到她興奮地提著十八王公的粽子回來，那一份被應允的祝福，似乎給她莫大的力量。她會叮嚀我們趕快吃粽子，因為粽子能帶來好運，這是她的信念。母親的心事還會說給神佛聽，像是另類的心理諮商，不計時還免預約，菩薩都會耐心聆聽，讓母親盡情地傾訴，不責備、不嫌煩，有求必應，對於早早失去父母的母親來說，諸佛菩薩就是她堅定的靠山。

我的父母很傳統，從子的觀念甚深，母親晚年受洗後跟著兒子過教會生活，她的拿手菜不勝枚舉，梅干扣肉、蒸毛豆、紅燒魚、三杯雞，還有超大顆的楊媽媽水餃，深受弟兄姊妹歡迎，在教會的愛宴上大獲讚揚。

教會帶給母親許多歡樂時光，上台見證侃侃而談，代禱祝福有模有樣，歡唱詩歌神采飛揚，豪爽的母親與教會姊妹還義結金蘭，臥病後弟兄姊妹來探視時，她都特別精神和開心，彷彿比從前更多了一份上帝的關愛。

宗教信仰要尊重個人意願，以前娘家只拜祖先未供佛，給子女選擇信仰的空間，三個子女的信仰皆不同，佛教、道教、基督教，皆是大度包容。

我曾經參加過一場非常獨特的喪禮，家人各自堅持信仰，互不退讓。拿香拜拜一輩子的阿嬤，最後在是病床上點頭受洗，信佛的家人認為老人家根本不清醒，連拒絕的力氣都沒有，這個受洗不算數，但爭吵不休還是得出殯，結果喪禮折衷由法師先誦經，家祭、公祭，貴賓唱名捻香後，再撤下供桌素果，重新布置會場，鋪上潔淨的桌布，換牧師上台禱告。告別式上有各宗教的護持者，佛教儀式後，台下親友紛紛起立離場，場外基督教友自動往前補上，不用彩排更無須催促，牧師上台第一句話還後發制人：「阿嬤一輩子燒香拜佛，最後還是受洗歸於主懷，上帝才是真神啊！」令人莞爾。

母親在睡夢中安詳辭世，我已無罣礙，喪禮儀式我都沒意見，最後的告別影片留給我製作，母親生平由我來撰寫，爸媽人生的最後一張照片，都是我帶他們出去玩的時候所拍，相隔二十五年的巧合，是爸媽給我愛的回應，無比珍貴。

信仰是勸人為善的，選擇信任、感覺舒服的宗教，適合自己就好，不必執著，也無須比較，說不定萬宗歸一，死後的事只有去過的人才知道。

現代人的觀念一直在變，我第一次聽到生前告別式覺得荒謬，後來連電影情節也有生前告別，可見大家已經顛覆過去對死亡的看法，不再忌諱恐懼。其實想想也對，與其死後任由子孫亂搞，不如趁還在世時當面接受感謝，親自見證子孫的愛與親朋好友的緬懷，頭腦清醒回顧一生，歡喜明白無所遺憾，只要看得開，連最後安奉之所都不必買，塵歸塵、土歸土，回歸自然的樹葬，或瀟灑遼闊的海葬，一念之間，終點站無限寬廣。

「觀」自在，「覺」有情

我好喜歡這首合唱曲〈如果明天就是下一生〉，在此分享給大家：

歲月在你我呼吸間流浪，當終點抵達，那些想望休息了嗎？
身心在日出日落間耗轉，當無常宣判你的心回家了嗎？
周遭一幕幕演出，不存在的陌生，
尋尋覓覓哦！斷線珍珠怎麼接？失落的音符怎麼唱？
如果明天就是下一生，你將如何度過今天？
如果明天就是下一生，你將如何度過今天？
我用溫暖守護生命，讓浪花留了痕。
我用覺照守護健康，讓轉輪點了光。

「觀」自在，「覺」有情。這十年的轉變，我赤裸透明地看到，沒有靈魂只剩軀殼的公公，有著靈魂卻無法自主的母親，看似無礙但身心皆傷的女兒，還有在鬼門關口轉了一圈的妹妹，幕幕令我震撼，讓我不禁重新思考生命的順序，把健康擺第一，充滿感恩。

我在遭逢巨變時從容應變，我在衝突無解時自我改變，我在情緒糾結時思想轉變，唯有一本初心不變，其他都能隨時機變，讓自己能脫胎換骨的蛻變。

真心感謝考驗我的人和成就我的事，且用母親最喜愛的玉蘭花，獻上我的心意。玉蘭花的花語是報恩，我已完成任務回報父母恩，就用這淡淡的清香來報答謝恩。

感謝婆婆的大度，讓我照顧娘家母親善終；感謝哥哥大嫂的包容，圓滿我照顧母親的心意；感謝看護給我最實質的幫助，感謝女兒給我守護她的機會，感謝妹妹健康重生沒讓母親傷悲，感謝先生當我堅強的後盾，感謝不斷給我鼓勵的朋友們，感謝自己好好的，也願大家一切都好。

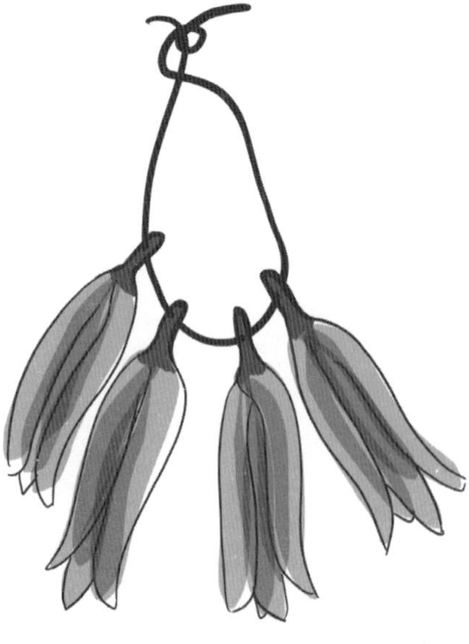

母親最喜愛的玉蘭花，花語是報恩。我已完成任務回報父母恩，就用這淡淡的清香來報答謝恩。

結語

苦茶雖苦，但會回甘

人生是一條修行的道路，高潮跌宕都有意義

資深照顧者的漫漫長路，永遠是正負並存、好壞各半。我的神隊友是先生，他是我這輩子最要好的朋友，更是個超級垃圾桶，隨我丟甩情緒，任我飆罵宣洩，給我安慰支持，是順增上緣；我的豬隊友是哥哥，他會從不同角度給我挑戰，逼著我要轉念、改變、換位思考，強化我的毅力與耐力，是逆增上緣。**順緣、逆緣都是緣，順著天意做事，逆著個性做人，在不完美中看見完美**。

人生在世都是有使命的，我這輩子的使命也許就是要來服務照顧別人。會辛苦嗎？我覺得這就是我的價值，人生是一條修行的道路，順境逆境、高潮低潮都有意義。修行無關宗

教，都是在學習與改變中成為更好的自己。

比起成功的故事，人們可能更想聽失敗的故事。我分享自己辛苦的經驗，期盼能給照顧者支持的力量，其實再苦都會過去，只要專注在眼前的每一步，以菩薩心修行六度波羅蜜：布施、持戒、忍辱、精進、禪定、般若，以求得到達彼岸的智慧，當心中沒有牽掛與障礙，做事就不會惶恐驚慌，空想一堆沒發生的事來阻撓自己，也不會計較著承擔與付出的多寡。其實，我們在現實上需要的不多，只是想要的太多。

人很渺小，都需要心靈的依靠，信仰給我堅定的力量，以「心經」為例，全文短短兩百六十字的核心精髓，就是「依般若波羅蜜多故，心無罣礙，無罣礙故，無有恐怖，遠離顛倒、夢想，究竟涅盤」。把心念專注在重要的事情上，不讓無謂的思緒糾結綑綁，不被外在事物影響行為，就是安住在當下。

愛永不止息，陪伴的苦終會過去

生兒育女是義務、照顧好自己是責任，若不想拖累晚輩，就遵守紀律養生，修練心性養心。生死雖是自然的事，但如果人生可以重來，一切是否會更好？父親若知道會罹患肺腺癌，是否就會早早戒菸？母親若曉得會多重器官衰竭，是否會好好控制血糖？妹妹若預知會中風，是否會正視血壓的問題？而我和手足間的衝突，如果重來一次，是否可用現在的想法和智慧來化解？結論是人生從來都無法重新來過，每一步都是摸著石頭過河，但他山之石可以攻錯，從別人的經驗中我們可以有所學習。

超高齡社會即將來臨，有老有小的三明治族群壓力最大，不分年齡、性別，你隨時可能成為下一個照顧者，很突然且措手不及，所以要未雨綢繆，年輕朋友及早準備財富、儲備健康、完備心性及永不止息的愛。

《聖經》哥林多前書第十三章「愛的真諦」，也是我最喜歡的歌之一，彷彿正是我照顧人生的寫照：

愛是恆久忍耐又有恩慈，愛是不嫉妒，愛是不自誇、不張狂。不做害羞的事，不求自己的益處，不輕易發怒，不計算人的惡。不喜歡不義只喜歡真理。凡事包容、凡事相信、凡事盼望、凡事忍耐，愛是永不止息。

人生什麼滋味都有，我曾嘲笑喝咖啡和苦茶的人是自討苦吃，當我喝到好咖啡時，才知道咖啡不苦還有餘韻，好茶不澀而脣齒留香，看到被照顧的家人否極泰來，往好的方向發展，陪伴的苦有一天都會回甘。

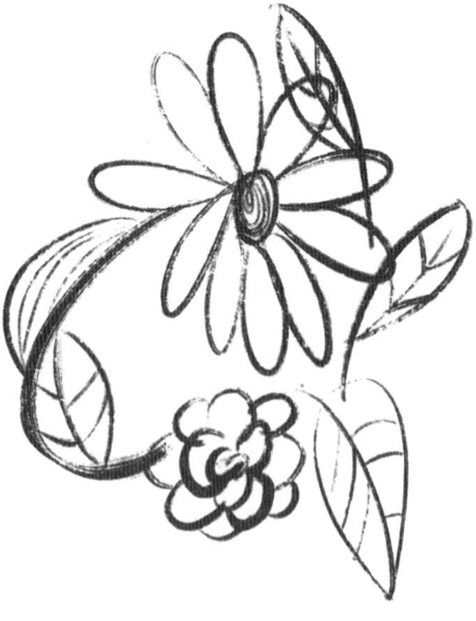

期盼本書能給照顧者支持的力量，只要專注在眼前的每一步，再苦都會過去，終能迎來平靜的思念。

附錄一 該選擇居家還是機構照護？

當獲知家人需要長期照護，接下來該怎麼辦？除了評估病患的身體狀況，另外更要考量自身的能力與資源。以下列出兩者的優缺點，提供參考、評估：

	居家照護	機構照護
優點	• 居住環境熟悉，病患較不易感到焦慮 • 病患能與家人同住，感受到關懷 • 一對一的照護，品質較佳 • 花費可依實際狀況調整	• 機構內具各項照護設施，提供協助 • 照護人員具有專業知識 • 病患家屬可維持原本的工作及收入
缺點	• 照顧者無法工作、身心壓力大 • 住家須配合病患改造空間 • 可能會有陌生人（看護）一起入住	• 病患感受不佳，可能會有被遺棄感 • 病患隱私與自由受到限制 • 一對多的照護，無法確保照顧品質 • 病患間容易互相干擾或傳染

（接下頁）

預估費用

- 照顧設備（輪椅、病床、便盆椅等）：約三萬以上
- 消耗品（尿布、營養品等）：每月約一萬以上
- 看護費：
  本籍看護：每月約六～七萬元
  外籍看護：每月約三～四萬元

依入住類型不同而異，每月約三～六萬
※管路費用（鼻胃管、尿管等）、消耗品另計

附錄二

申請看護有哪些流程與注意事項？

獨力照顧失能者是個不小的負擔，如何找到人手分擔重任並獲得片刻喘息，是每個照顧者都需要了解的課題。以下列出申請看護的相關問題，做為參考、評估：

看護從哪裡找？

可透過非營利組織、看護仲介、人力派遣公司、第三方媒合平台尋找，務必注意媒合單位是否合法、機構評鑑是否品質良好。

1. **合法立案**

利用以下網站，查詢媒合單位是否為「立案組織」，或是有登記的非營利組織、人民團體等。

- 經濟部──公司及分公司基本資料查詢
- 財政部稅務入口網──非營利事業公示資料查詢
- 人民團體資訊管理系統

2. **機構評鑑**

勞動部每年會針對人力仲介公司的品質管理、違規處分、顧客服務等面向，公布評鑑結果。

- 私立就業服務機構基本資料區

看護費用怎麼算？	看護的工作有哪些？
收費標準會根據看護資歷、是否經政府訓練而有差異。 **小時制**：兩百到五百元不等。 **半天制（十二小時）**：從一千六到兩千兩百元不等。 **全天制（二十四小時）**：從兩千兩百到四千元不等。	**身體清潔**：擦澡或沐浴、口腔清潔、大小便失禁處理、尿布更換、如廁與清潔等。 **日常身體照顧**：日常梳洗、翻身拍背、肢體關節活動、上下床協助、輔具使用、穿換衣服、移位、血壓測量與記錄、服裝儀容整理等。 **管路維護**：管路清潔照護、鼻胃管灌食等。 **備餐**：代購或協助準備餐食、餵食、清潔善後等。 **陪伴就醫**：陪同看診或連絡醫療機構、代取藥物、協助服用藥物、住院陪伴等。 **跑腿購物**：代購生活必需品、陪伴購物、代辦生活事項等。 **身心靈陪伴**：陪同運動和參與活動、情緒陪伴、看護安全、聊天、注意被照顧者身心狀況等。 **其他事項**：洗滌衣物、送洗衣物、更換床單、清潔環境（限照顧對象的生活範圍） ※看護只能負責被照顧者的日常生活照顧，不可從事如打針、抽痰、導尿等具有專業性及危險性的醫療行為。

長照契約需明列哪些項目？	如何確認看護符合需求？	我需要哪種看護？
長照服務內容與費用：雙方權利義務、服務項目、服務對象、服務處所、契約期限、費用內容、數額及繳納方式、退費規則、取消服務條件等。 **損害賠償事項**：機構請求損害賠償要件、消費者請求損害賠償要件與限制。	**從語言文化劃分：** • 台籍看護語言相通比例高，且對台灣的風俗民情、飲食文化較熟悉。聘僱程序簡單，且經過政府的照顧服務員訓練。費用較高。 • 外籍看護的語言、文化、飲食習慣和台灣有所差異，需要多加學習才能上手。需要準備巴氏量表進行許多審核步驟，外籍看護的訓練無法保證是否足夠。費用較低。 **從人格特質觀察：** 從看護和被照顧者的溝通方式中，可以觀察看護是否具備服務的「同理心」。有同理心的看護，才能設身處地為服務對象的生活舒適著想，提供良好的照顧；更能理解家屬的擔憂，耐心說明服務細節。	**臨時看護**：提供短時數、短天數的服務，如長輩臨時需要看醫生等情況，即可申請。 **長期看護／二十四小時看護**：提供長時數、長天數的需求，例如護理之家、長照機構的雇員，或是到醫院、居家提供服務的看護皆在此類。通常是一聘三年，需要全天候與被照顧者同住。 **夜間看護**：夜晚協助安撫病患情緒、如廁等事務，讓照顧者晚上能稍作喘息。無論臨時或長期服務，都可能有夜間看護的需求。

看護失聯怎麼辦？

只要連續三個工作日曠職，即可視為「失聯」狀態。從外籍看護失聯第三日始計，雇主應於三日內，以書面通知勞工局、警察局、內政部入出國及移民署，或直接撥打勞動部二十四小時服務專線1955，通報外籍移工失聯情形，以便主管機關查案。

書面通知須檢附：外籍勞工異動通報書

※自二〇一九年開始，衛福部公告「擴大聘僱外籍家庭看護工家庭使用喘息服務」，當外籍看護工有休假、回國或失聯而無法協助照顧之情形，被看護者經長照中心評估後，即可申請長照中心補助給付的喘息服務，並依據身分別給予不同額度補助。

資料來源：衛生福利部

附錄三

如何打造適合受照顧者的居家空間？

對於居家照顧者而言，居家環境會是最主要的問題之一，以下列出政府提供的輔具租借、購買及居家無障礙環境改善服務內容，做為參考、評估：

	輔具租借、購買	居家無障礙環境改善服務
我是否符合申請資格？	須符合以下條件： 1. 長照服務請領資格 2. 經照顧管理專員評估有輔具需求 3. 部分輔具需要檢附輔具評估報告書（由輔具資源中心、復健相關醫事機構評估後開立）	須符合以下條件： 1. 長照服務請領資格 2. 經照顧管理專員評估有環境改善需求 3. 檢附居家環境改善報告（照顧管理專員、復健相關醫事機構評估後開立） 4. 依據房屋權力歸屬狀況檢附不同文件： • 自宅：房屋所有權狀影本、建物謄本影本或房屋稅單影本擇一

（接下頁）

服務項目有哪些？	何處取得服務？		
服務項目包含： 1. 助行器具：輪椅、拐杖、助行器、助步車、爬梯機、移位機等 2. 盥洗器具：便盆、洗澡椅、馬桶增高器等 3. 居家生活用具：氣墊床、居家用照顧床等 ※其中電動輪椅、電動代步車、爬梯機僅限租賃有補助。若是採用租賃，特約單位應提供清潔、維修、諮詢、個案管理、核銷等服務。	至地方政府特約或非特約社區藥局及醫材行單位租借或購買。	地方主管機關依據報告核定後始能進行。	
服務項目包含： 1. 裝設扶手：裝置固定或非固定扶手，常見裝在馬桶旁邊、洗手台周圍、浴室牆面、樓梯／走道旁邊。 2. 高低落差：若有階梯、地面高低落差等狀況，可用(1)非固定式斜坡板／固定式斜坡道；(2)拆除修繕障礙物。 3. 門的修繕：包括修繕門檻、門的大小、門的款式等。	找尋地方政府特約廠商到府服務，六個月內須完成施工，三個月內申請補助。		• 租屋：屋主改善同意書及租賃契約影本 • 公有房舍：主管機關開立同意書 ※若工程會影響到公共區域，則需要其他住戶同意書。

	最多可補助多少錢？	
	1. 輔具及居家無障礙環境改善服務的額度為四萬元／三年（合併計算） 2. 一般戶自付三〇％，中低收入戶自付一〇％，低收入戶免自付 3. 請款方式依據特約／非特約而有不同流程： • 至非特約單位：自行墊付，後依所需文件向地方主管機關請款，再撥款入戶。 • 至特約單位：可僅付差額，由特約單位自行向地方主管機關請款。	需檢附收據憑證、保固書正本與其他的必要文件。
4. 生活用物改善：因應失能者操作生活用物的能力改變，原本的用物需要調整，例如：旋轉開關的水龍頭改為感應式或撥桿式、蹲式馬桶改為座式馬桶、抽油煙機高度調整等。 5. 其他：反光貼條、防滑措施、隔間。		需檢附修繕前後照片、施工收據憑證、自宅證明與其他的必要文件。

※上述資料依據依據各地方政府規定不同而有部分差異。

資料來源：衛生福利部

附錄四

該如何清查、繼承遺產？

人生無常，每個人都難免遇上親友過世，除了要將身後事辦理妥當，如何圓滿處理死者遺留下來的財產及債務也十分重要，以下列出較為通用的方式，做為參考、評估：

如何清查過世親人的遺產？	由於遺產清查繁瑣又常有遺漏，金管會於二〇二〇年七月起整合推動「金融遺產一站式查詢機制」，提供包含存款、保管箱、投資理財帳戶、上市櫃股票、短期票券、期貨部位、壽險保單、基金及信用報告等「九合一的查詢服務」，各地區國稅局皆可受理查詢。
繼承遺產有哪些方式？	1. **預立遺囑**：若有訂定遺囑，便可由遺囑執行人持「遺產稅繳清證明書」或「免稅證明書」至國稅局辦理，並依遺囑所寫的遺產分配方法辦理財產過戶，完成遺產繼承。 2. **遺產分割**：若無訂立遺囑，便要由繼承人們共同討論遺產分配方法，但若繼承人間無法取得共識，就必須透過法院的遺產分割訴訟取得確定判決，或藉由法院安排的調解或和解，才能分配遺產。

資料來源：國稅局、早安健康

附錄五
如何使用親人的財產支付醫療費用？

長期的醫療費用是一筆可觀的開銷，可能需要使用親人的財產來支付，而依據親人不同階段性的狀態則有不同的處理方式，以下資料可做為參考、評估：

醫療費用的處理方式	
若親人尚未離世，尚有行為能力	理想做法是取得親人書面授權、保留相關單據，避免查無對證，被質疑提領款項的正當性。 ※親人離世後授權關係會自然消滅，便不得再進行任何如提款、轉帳等法律行為。
若親人尚未離世，已無行為能力	**聲請「監護宣告」**：民法規定，對於精神障礙或其他心智缺陷，致不能為意思表示或受意思表示，或不能辨識其意思表示效果之人，法院得依聲請人之聲請，為監護之宣告。經監護宣告確定後，受監護宣告之人就會成為無行為能力人，法院除了會選出一位監護人來擔任他（她）的法定代理人之外，也會再選一位適當的人跟監護人共同開具受監護宣告人的財產明細清冊，來保護受監護宣告人的權利。 ※監護人對於受監護宣告人的財產，如果不是為了受監護宣告人的利益，不能夠使用、代為或同意處分。

（接下頁）

若親人已離世，且遺產大於負債

1. **除戶登記**：親人過世三十日內，繼承人要到戶政事務所辦理「除戶登記」。
2. **申報遺產稅**：在親人離世後六個月內（可申請延長三個月）持遺產稅申報書向國稅局報繳遺產稅。國稅局於繼承人繳納遺產稅完畢後，會發給「遺產稅繳清證明書」。如果不需繳納遺產稅，則國稅局會發給「遺產稅免稅證明書」，始能辦理遺產過戶，並用於支付醫療費用。

資料來源：民法

附錄六

政府資源

行政院於二〇一七年一月開始實施《長期照顧十年計畫2.0》（簡稱長照2.0），希望能向前端銜接預防保健、活力老化、減緩失能，促進長者健康福祉，提升老人生活品質；向後端提供多目標社區式支持服務，轉銜在宅臨終安寧照顧，減輕家屬照顧壓力，減少長照負擔。

服務項目有：

- 照顧服務
- 居家護理
- 復健服務
- 喘息服務
- 交通接送
- 輔具服務
- 營養餐飲
- 機構服務
- 失智照顧
- 原民社區整合
- 小規模多機能
- 照顧者服務據點
- 社區預防照顧
- 預防／延緩失能
- 延伸出院準備
- 居家醫療
- 社區三級整合服務

長照專線：1966

長照專區：

長照地理資訊地圖：

HEART
心|視野 心視野系列 112

不逃跑的陪伴

在陪病相伴的路上，如何選擇面對、學會轉念、正向克服，讓自己好好喘息？

作　　　者　楊月娥
內 頁 插 畫　盧妍蓁
封 面 設 計　鄭婷之
內 文 排 版　黃雅芬
行 銷 企 劃　陳豫萱・陳可錞
責 任 編 輯　劉瑋
主　　　編　陳如翎
出版二部總編輯　林俊安

出　版　者　采實文化事業股份有限公司
業 務 發 行　張世明・林踏欣・林坤蓉・王貞玉
國 際 版 權　鄒欣穎・施維真・王盈潔
印 務 採 購　曾玉霞・謝素琴
會 計 行 政　李韶婉・許俽瑀・張婕莛
法 律 顧 問　第一國際法律事務所　余淑杏律師
電 子 信 箱　acme@acmebook.com.tw
采 實 官 網　www.acmebook.com.tw
采 實 臉 書　www.facebook.com/acmebook01

I S B N　978-626-349-114-4
定　　　價　380 元
初 版 一 刷　2023 年 01 月
初 版 七 刷　2023 年 04 月
劃 撥 帳 號　50148859
劃 撥 戶 名　采實文化事業股份有限公司
104 台北市中山區南京東路二段 95 號 9 樓
電話：(02)2511-9798　傳真：(02)2571-3298

國家圖書館出版品預行編目資料

不逃跑的陪伴：在陪病相伴的路上，如何選擇面對、學會轉念、正向克服，讓自己好好喘息？/ 楊月娥著 . -- 初版 . -- 台北市：采實文化事業股份有限公司，2023.1
296 面；14.8×21 公分 . --（心視野系列；112）
ISBN 978-626-349-114-4（平裝）
1.CST: 長期照護　2.CST: 通俗作品
419.71　　111019350

采實出版集團
ACME PUBLISHING GROUP